ISIDOR MAMLOCK (1877–1970)

Gewidmet

meiner Familie, die sich erst 50 Jahre
nach Beendigung der Shoah weltweit wieder
gefunden hat und danach beginnen konnte,
ein verwandtschaftliches Leben neu zu gestalten.

Besonders meinen geliebten Eltern s. A. gewidmet,
die durch die vorgenannten Umstände
und deren Auswirkungen nie das
Glück im Leben finden konnten,
welches Ihnen zugestanden hätte.

Berlin im Frühjahr 2008

Michael Mamlock

MICHAEL MAMLOCK

ISIDOR MAMLOCK

17. Juli 1877 – 6. Mai 1970

APOTHEKER – WEGGEFÄHRTE HERZLS
PIONIER DER ISRAELISCHEN PHARMAZIE

HENTRICH & HENTRICH
STIFTUNG NEUE SYNAGOGE BERLIN
CENTRUM JUDAICUM

JÜDISCHE MINIATUREN
SPEKTRUM JÜDISCHEN LEBENS
Herausgegeben von Hermann Simon

Band 59 ISIDOR EUGEN MAMLOCK

Redaktion des Bandes: Cornelia Eva Weßlowsky

Umschlag vorn:
Ausschnitt aus dem Foto auf Seite 6

Druck: Brandenburgische Universitätsdruckerei und
Verlagsgesellschaft Potsdam mbH

1. Auflage 2008
Printed in Germany
ISBN 978-3-938485-49-1

Inhalt

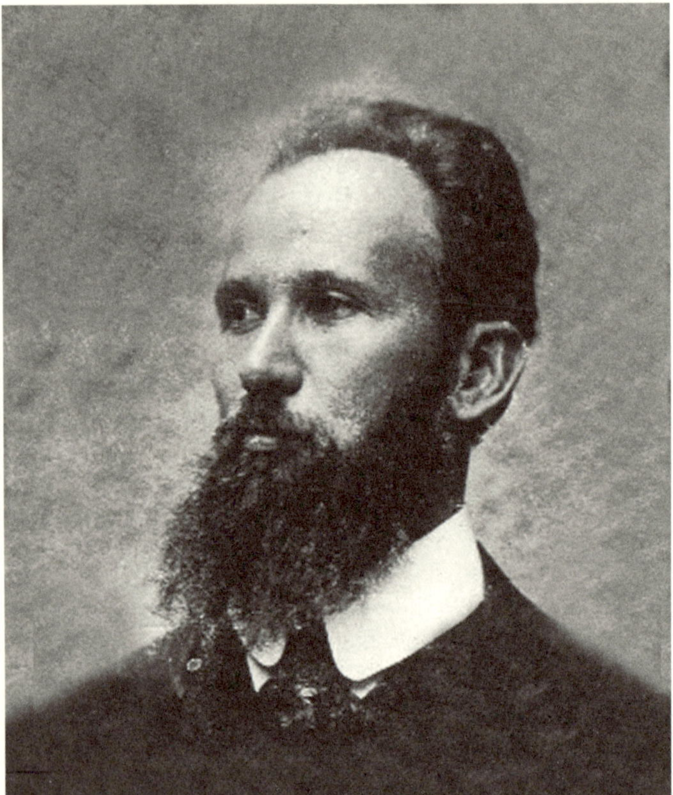

Isidor Mamlock

Seine Passionen: Pharmazie und Zionismus

»Herr Isidor Mamlock aus Culm ist bei mir als Lehrling in meiner Apotheke zur Beendung der Lehrzeit vom 1ten Januar 1895 bis zum 1ten Juli 1896 tätig gewesen. Während dieser Zeit war er stets fleißig, moralisch und treu und hat sich zur vollen meiner Zufriedenheit geführt. Ich hoffe bestimmt, dass er sich genug sowohl praktische, wie auch theoretische Kenntnisse angeeignet hat, um das Gesellenexamen zu bestehen und als solcher später zu fungieren.«

Die Worte, mit denen der Apotheker J. Nizinski aus Langfuhr bei Danzig dieses Zeugnis für Isidor Mamlock verfasste, sind charakteristisch für dessen gesamtes Leben. Er verfolgte seine Passionen – die Pharmazie und den Zionismus – mit derselben Strebsamkeit, Gewissenhaftigkeit aber auch Leidenschaft, wie er seine Lehrlingszeit als 17jähriger begann. Sein Lebensziel – die Auswanderung nach Palästina – verlor er selbst nach Rückschlägen nicht aus den Augen. Um sich die finanzielle Grundlage für die Auswanderung und den Beginn eines neuen Lebens in dem

noch spärlich besiedelten Palästina zu schaffen, arbeitete er viele Jahre hindurch mit ungebrochenem Fleiß und gestattete sich nur wenig Freiheit.
Fast ruhelos wechselte er in seiner Jugend auf der Suche nach Wissen seine Ausbildungsstätten und als erwachsener Mann und Apotheker auf der Suche nach seinen Zielen seine Wohnorte. So mag es in den heutigen Augen als ungewöhnlich oder gar verwunderlich erscheinen, dass sich Isidor Mamlock seinen ersten Urlaub erst mit über 80 Lebensjahren gönnte, doch ist dieses ein Charakteristikum für einen Mann, der es schaffte, seinen Broterwerb mit seinen Leidenschaften zu verbinden und bereit war, durch harte Arbeit die Träume und Ziele seines Lebens zu verwirklichen.

Die Jugend in Culm

Geboren wurde Eugen Isidor Mamlock am 17. Juli 1877 als das zweitälteste von zehn Kindern des Kaufmanns Jacob Mamlock sowie der Kaufmannsfrau Johanna, geborene Itzig, in Podwitz (poln. Podwiesk). Die Kleinstadt gehörte zum Landkreis Culm (poln. Chełmno) und liegt heute in der polnischen Woiwodschaft, d.h. dem Verwaltungsbezirk Kujawien-Pommern (poln. Województwo kujawsko-pomorskie). Der Landkreis Culm hat eine sehr wechselvolle Geschichte erfahren. Nach der ersten Teilung Polens im Jahre 1772 fiel die Region bis 1807 an Preußen. Auf Drängen des französischen Kaisers Napoleon entstand im Rahmen des Friedens von Tilsit am 7. und 9. Juli 1807 das Großherzogtum Warschau als Vasallenstaat Frankreichs. 1815 wurde das Großherzogtum Warschau auf dem von den Teilungsmächten Russland, Österreich und Preußen dominierten Wiener Kongress erneut geteilt. Zu dem Preußen zugesprochenen und als »Großherzogtum Posen« bezeichneten Teil gehörte auch der Landkreis Culm. Da sich die preußische Verwaltung bemühte, die polnischen Eliten für die künftige preußische Politik in der Provinz zu gewinnen, wurden selbst in Landkreisen mit überwiegend deutschsprachiger Bevölkerung unter anderem die Landratsposten überwiegend mit Polen besetzt. So wurde im Jahre 1824 ein eigener Landtag für die Provinz einberufen, dessen Debatten zweisprachig geführt wurden.

Isidors Eltern waren keine gebürtigen Bewohner des Städtchens. Der Vater, Jacob Mamlock, stammte aus dem Ort Konin/Russland, während seine Mutter in Mrotschen, einer ebenfalls westpreußischen Kleinstadt nahe Bromberg, geboren wurde. Dass sie nach Podwitz kamen, ist der Tatsache geschuldet, dass in dieser Region ein großer Teil der Familie Mamlock

bereits ansässig war. Sie besaßen Grundbesitz und betrieben in Podwitz eine Gaststätte. Jacob Mamlock arbeitete außerdem als Restaurator von Häusern.
Im Alter von 14 Jahren besuchte Isidor regelmäßig die örtliche evangelische Schule. Seine Lehrer waren ausgesprochen zufrieden mit dem Jungen, sein Zeugnis wies gute Noten auf. Auf dem letzten Zeugnis wurde vermerkt, dass sich der Junge durch seinen Fleiß, sein sittliches Betragen und seine Aufmerksamkeit von den anderen Schülern seines Alters abhob. Ein Jahr später brachen Isidors Leistungen allerdings rapide ein. Wahrscheinlich auf Wunsch seiner Eltern wechselte er auf die »Israelitische Religionsschule in Culm«. Die Strebsamkeit des Knaben schien anfangs in dem selben Maße nachgelassen zu haben, wie seine Leistungen – Isidors Betragen war nur noch »befriedigend« und sein Fleiß gerade noch »ausreichend«. Für eine Versetzung reichten seine Noten zudem nicht aus, er blieb sitzen. Bald besserten sich seine Leistungen jedoch wieder, so dass seine Eltern ihm den Wechsel auf das »Real-Progymnasium in Culm« ermöglichen konnten. Im Laufe der Jahre wurde er Dank seines Fleißes ein guter Schüler, dessen Leistungen beständig anstiegen. Nur wenige Schulstunden verpasste er, nie traf er verspätet zum Unterrichtsbeginn ein. Sein Betragen war stets gut, er brillierte vor allem in

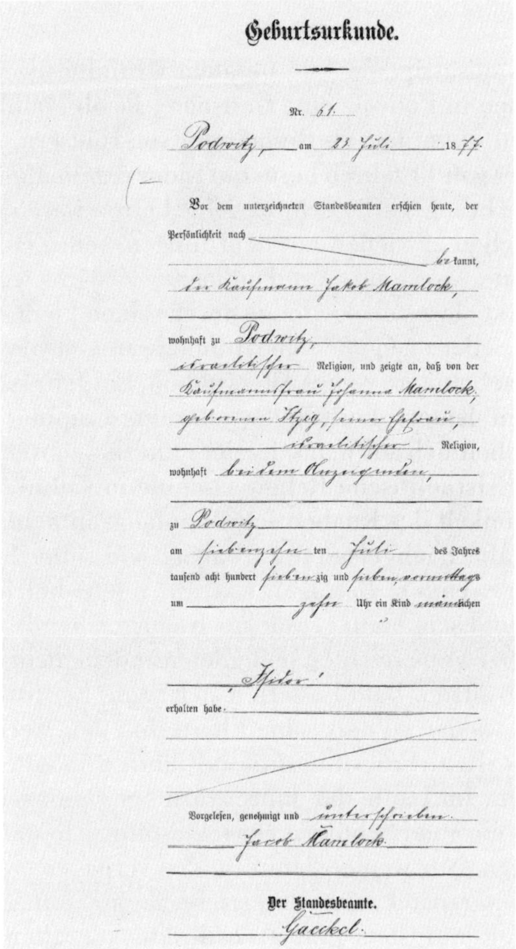

Geburtsurkunde.

Nr. 61.

Podwitz, am 23. Juli 1877.

Vor dem unterzeichneten Standesbeamten erschien heute, der Persönlichkeit nach ——— bekannt,

der Kaufmann Jakob Mamlock,

wohnhaft zu Podwitz,

israelitischer Religion, und zeigte an, daß von der

Kaufmannsfrau Johanna Mamlock,

geborenen Itzig, seiner Ehefrau,

israelitischer Religion,

wohnhaft bei dem Anzeigenden,

zu Podwitz

am siebenzehnten Juli des Jahres

tausend acht hundert siebenzig und sieben, vormittags

um zehn Uhr ein Kind männlichen

Isidor

erhalten habe.

Vorgelesen, genehmigt und unterschrieben

Jacob Mamlock

Der Standesbeamte.

Gaeckel.

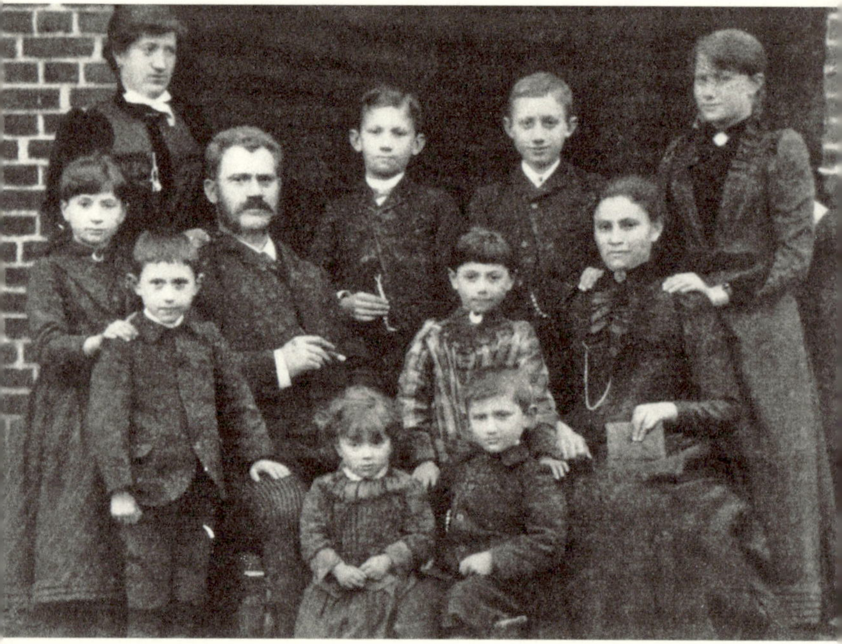

Familienfoto Mamlock, 1890
o. li.: Gouvernante
obere Reihe (v. li.): Margarethe, Vater Jacob, Albert, Louis, Bertha
mittlere Reihe: Isidor, Martha, Mutter Johanna
untere Reihe: Gertrude, Julian

Königliches Realprogymnasium zu Culm.

Zeugnis der Reife.

Isidor Mamlock,

geboren den 17ten Juli 1877 zu Podwitz (Kr. Culm), mosaisch Konfession, Sohn des Kaufmanns Mamlock zu Podwitz (Kr. Culm), war 6 Jahre auf dem Realprogymnasium, und zwar 1 Jahr in Untersecunda. ~~vorher Jahre auf~~

I. Betragen und Fleiss (Sittliches Verhalten): Bei tadellosem Betragen hat er regelmäßigen Fleiß bewiesen.

II. Kenntnisse und Fertigkeiten:

~~a) Religionslehre~~

Die unterzeichnete Prüfungskommission hat ihm demnach, da er jetzt das Realprogymnasium verlässt, ~~um~~ ohne sich schon für einen Beruf entschieden zu haben, das Zeugnis

der Reife

für die Obersecunda eines Realgymnasiums zuerkannt und entlässt ihn mit den besten Wünschen für seine Zukunft.

Culm, den 11ten März 1893.

Königliche Prüfungskommission.

Dr. Preuss, Geh. Reg. u. Prov. Schulrat,
Dabel, Rektor.
Wilke, Oberlehrer
Fischer, Oberlehrer.
Zeterling, Oberlehrer
[illegible], Oberlehrer
Ewert, technischer Lehrer.

2.

Prüfungs-Zeugniß für den Apotheker-Gehilfen Isidor Mamlock aus Podwitz bei Culm

Nachdem der Apothekerlehrling Mamlock seine Lehrzeit beendet und die Gehilfen-Prüfung nach den Vorschriften der Bekanntmachung vom 13. November 1875 vor der Prüfungs-Commission zu Danzig genügend bestanden hat, wird ihm hierdurch die Qualification zur Verwaltung einer Apotheker-Gehilfen-Stelle zuerkannt.

Danzig, den 6ten Juni 1896.

Die Prüfungs-Commission.

Borntraeger, Reg.- u. Med.-Rath; R. Stiller, Apotheker; C. Hildebrand, Apotheker

№ 6 der ~~Truppen~~stammrolle für 1901 für einj. frw. Militärapoth.

Führungszeugniß.

Der einjährig-freiwillige Militärapotheker Isidor Mamlock geboren am 17ten Juli 1877 zu Podwitz Kreis Culm, Westpreußen hat vom 1. Oktober 1901 bis 30 September 1902 bei dem Garnisonlazareth Strassburg / Elsass gedient und sich während dieser Dienstzeit „gut" geführt.

Strafen:

a. Gerichtliche Strafen: Keine.

b. Disziplinar-Bestrafungen mit strengem Arrest: Keine.

Strassburg/Els. den 30. September 1902

Scheibe

Generalarzt und Korpsarzt des XV. A.K.

Mathematik. Mit dem Erreichen des Reifezeugnisses des »Königlichen Real-Progymnasiums zu Culm« am 11. März 1893 erlangte er die Voraussetzung für seine Ausbildung als Apotheker. Dennoch schien er sich zu diesem Zeitpunkt noch nicht seines weiteren Lebensweges bewusst gewesen zu sein. Auf dem Reifezeugnis findet sich der Hinweis, er würde das Real-Progymnasium verlassen, ohne sich schon für einen Beruf entschieden zu haben.

Die ersten beruflichen Schritte

Im Juni 1895 beendete Isidor Mamlock seine Zeit als Apothekerlehrling und bestand die Gehilfen-Prüfung, wodurch ihm nach der Bekanntmachung der Prüfungskommission vom 13. November die Qualifikation zur Verwaltung einer Apotheken-Gehilfen-Stelle zuerkannt wurde. Obwohl es aus dieser Zeit keinerlei Zeugnisse mehr gibt, ist doch gewiss, dass er die vergangenen Jahre fleißig den Studien in einer Apotheke nachgegangen sein muss, da er für die zwei Tage dauernde Prüfung neben seinem Zeugnis über die Lehrzeit auch sein Arbeitsjournal vorlegen musste. Die Prüfung an sich wurde vor einer Prüfungskommission abgelegt, der ein Medizinalbeamter und zwei Apotheker angehörten. Wie eine Staatsprüfung

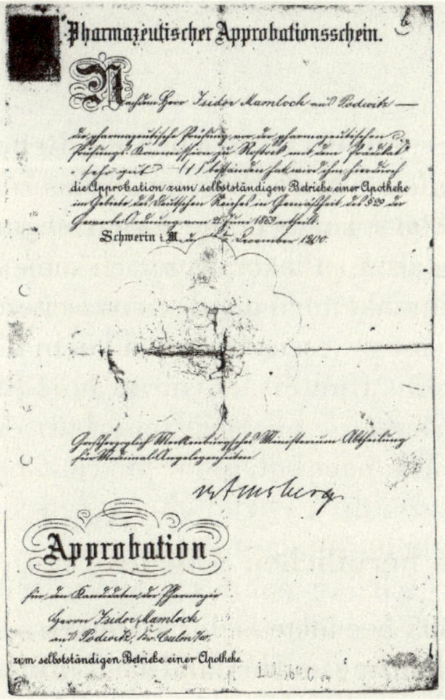

Pharmazeutischer Approbationsschein.

Nachdem Herr Isidor Mamlock aus Podwitz —
die pharmazeutische Prüfung vor der pharmazeutischen Prüfungs-Kommission zu Rostock mit dem Prädikat „sehr gut" (1) bestanden hat, wird ihm hierdurch die Approbation zum selbstständigen Betriebe einer Apotheke im Gebiete des Deutschen Reichs in Gemäßheit des § 29 der Gewerbe-Ordnung vom 21. Juni 1869 ertheilt.

Schwerin i. M. 2. December 1900.

Großherzoglich Mecklenburgisches Ministerium Abtheilung für Medicinal-Angelegenheiten

v. Amsberg

Approbation

für den Candidaten der Pharmacie
Herrn Isidor Mamlock
aus Podwitz, Kr. Culm Wpr.
zum selbstständigen Betriebe einer Apotheke

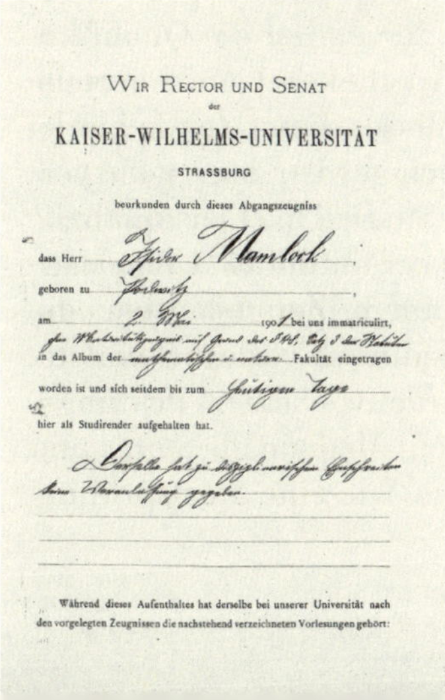

Wir Rector und Senat
der
KAISER-WILHELMS-UNIVERSITÄT
STRASSBURG

beurkunden durch dieses Abgangszeugniss

dass Herr Isidor Mamlock
geboren zu Podwitz,
am 2. Mai 1901 bei uns immatriculirt,
[illegible]
in das Album der mathematisch- u. naturw. Fakultät eingetragen
worden ist und sich seitdem bis zum heutigen Tage
hier als Studirender aufgehalten hat.

Derselbe hat zu disziplinarischen Maßnahmen keine Veranlassung gegeben.

Während dieses Aufenthaltes hat derselbe bei unserer Universität nach den vorgelegten Zeugnissen die nachstehend verzeichneten Vorlesungen gehört:

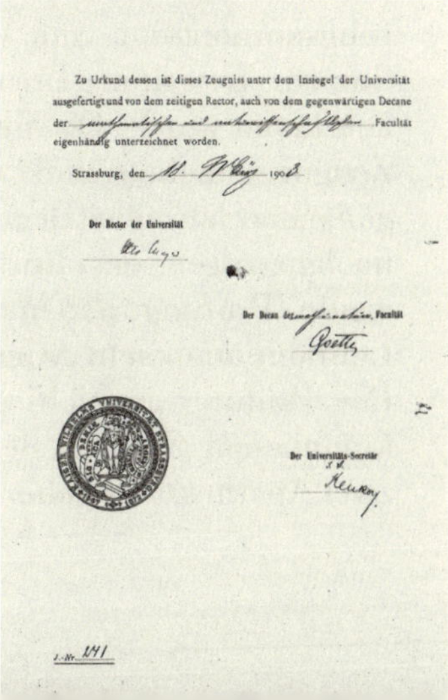

Zu Urkund dessen ist dieses Zeugniss unter dem Insiegel der Universität ausgefertigt und von dem zeitigen Rector, auch von dem gegenwärtigen Decane der mathematischen und naturwissenschaftlichen Facultät eigenhändig unterzeichnet worden.

Strassburg, den 10. März 1903

Der Rector der Universität

Der Decan der math.-naturw. Facultät
Goette

Der Universitäts-Secretär
i. V.
Henkel

J.-Nr. 241

bestand sie aus einem praktischen, einem mündlichen sowie aus einem schriftlichen Teil. Neben einer sechsstündigen Klausur waren drei Tagesrezepte zu lesen, anzufertigen und zu taxieren, ein galenisches* sowie ein pharmazeutisch-chemisches Arzneibuchpräparat zu bereiten und zwei weitere Arzneibuchpräparate auf ihre Reinheit zu untersuchen. Im mündlichen Teil musste ein Herbarium vorgelegt werden, während der praktische Teil zwei botanisch-pharmakognostische und pharmazeutisch-chemische Gegenstände sowie die Gesetzeskunde umfasste.
Die vielen, sich fast nahtlos aneinander reihenden Zeugnisse aus den folgenden Jahren charakterisieren den jungen Mann als einen strebsamen, qualifizierten und sehr zuvorkommenden jungen Apotheken-Gehilfen, der stets jede seiner Aufgaben zur vollen Zufriedenheit seiner Lehrmeister erledigte. Während dieser Zeit zog Isidor Mamlock nach Danzig, Langfuhr, Halberstadt und Schwetz, wo ihm im April 1899, kurz vor dem Beginn seines 22. Lebensjahres, die Anmeldung zum Universitätsstudium bescheinigt wurde. Der schnelle Wechsel seiner Arbeitsstellen war dennoch nicht ungewöhnlich, Apotheker-Gehilfen sammelten auf diese Weise während des prak-

* Galenisch / Galenik – alte Bezeichnung für die Zubereitung von Arzneiformen aus pflanzlichen Drogen.

tischen Teils ihrer Ausbildung mehr Erfahrung. Vorgeschrieben war, dass diese praktische Lehre fünf Jahre zu dauern hatte.
Im folgenden Jahr bekam Isidor Mamlock in Schwerin die Approbation zum selbständigen Betreiben einer Apotheke verliehen. Erst 1860 war es jüdischen Bürgern gestattet worden, eigenverantwortlich eine Apotheke zu leiten. Mamlock wurde jedoch noch immer nicht sesshaft. Im folgenden Jahr arbeitete er in der Versuchsanstalt des »Verbandes Deutscher Müller« an der »Königlich-Landwirtschaftlichen Hochschule« in Berlin, wo er sich mit der Elementar-Analyse sowie der Untersuchung von Methan, Kleie und Futterstoffen beschäftigte.

Straßburg und der Zionismus

Wenige Tage vor seinem 24. Geburtstag im Jahr 1901 wurde er zum Abschluss seiner Ausbildung an der »Kaiser-Wilhelm-Universität« zu Straßburg immatrikuliert. Das Studium dauerte drei Semester, war ein fester Bestandteil der Ausbildung und erfolgte erst nach der praktischen Lehre. Insbesondere im ersten Semester besuchte er Seminare im Fach Chemie. Parallel zu seinem Studium arbeitete er in einer Straßburger Apotheke. Im Herbst des Jahres 1901 arbeitete er vertretungsweise für wenige Wochen in einer Apotheke in Solothurn, der Hauptstadt des gleichnamigen Kantons in der Schweiz. Aus welchem Grund Isidor Mamlock neben dem Studium gearbeitet hat, ist heute nicht mehr in Erfahrung zu bringen. Möglicherweise musste er sein Studium ganz oder teilweise bezahlen oder er wollte noch zusätzliche Erfahrungen sammeln.

Zum Ende des Jahres begann er seinen einjährigen, freiwilligen Dienst als Militärapotheker bei einem Straßburger Garnisonslazarett. Das Zeugnis über die wissenschaftliche Befähigung für den Militärdienst hatte er schon 1893 vom »Königlichen Real-Progymnasium Culm« erhalten. Zwei Jahre später bekam er noch während seiner Wanderjahre die Benachrichtigung von der »Königlichen Reichskanzlei«, dass der von ihm angeforderte »Berechtigungsschein für den einjährigen, freiwilligen Militärdienst« an das Landesamt Culm übersandt sei. Am 30. September 1902 endete der einjährige Militärdienst und der junge Apotheker erhielt ein abschließendes Führungszeugnis mit der Bestätigung, dass er sich während dieser Zeit »gut« geführt habe.

Sein Studium in Straßburg verfolgte er dennoch mit Strebsamkeit. In der großen jüdischen Gemeinde lernte er den zionistischen Schriftsteller Israel Friedländer kennen, der Dozent an der Straßburger Universität war. In verschiedenen Briefen schwärmte der junge Pharmazeut von dessen Engagement: »*Die Strassburger Universität hat ca. 20 jüdische Professoren, von denen meines Wissens ca. 5 Herren zur jüdischen Gemeinde gehören. Die beiden Privat-Dozenten Dr. med. Dreyfus und Dr. phil. Israel Friedländer sind auch Mitglieder des hiesigen zionist. Vereins. Ersterer ist für unsere Sache zu haben… während Herr Dr. Israel Friedländer ebenso als eifriger Zionist wie als Vorkämpfer für die jüdische Hochschule rühmlichst beim Kampf ist!*«.

Einen Briefwechsel unterhielt Isidor unter anderem mit Chaim Weizmann, dem Chemiker, Zionisten und späteren ersten Staatspräsidenten Israels. Beide verband dabei vor allem die Planung eines jüdischen Staates, wobei Chaim Weizmann vor allem den Eifer des jungen Apothekers geschätzt zu haben schien, wie ein erhaltener Brief vom 14. Januar 1903 beweist. In diesem schreibt Weizmann: »*Sehr geehrter Herr! Wir danken Ihnen für Ihre liebenswürdige Zuschrift vom 13.en und Ihre freundliche Bereitwilligkeit, unsere Sache zu unterstützen. Gegenwärtig sind wir unter anderem mit der Durchführung einer Enquete unter den in Westeuropa studierenden Juden aus Russland und Rumänien beschäftigt. Würden Sie nicht die Güte haben, die Leitung dieser Enquete für Strassburg in Gemeinschaft mit andren Herren zu übernehmen?«* Weizmann schien bewusst gewesen zu sein, dass Isidors Engagement auf einer tiefen Leidenschaft und nicht nur einem oberflächlichen Interesse beruhte, sonst hätte er ihn wahrscheinlich nicht gebeten, so viel Verantwortung zu übernehmen.

Vieles aus dieser Zeit lässt sich nicht mehr belegen, doch wird in der Familie tradiert, dass Isidor Mamlock mit Friedländer zusammen eine zionistische Ortsgruppe im Elsass gegründet hatte. Zu dieser Zeit begann er – so die Familienüberlieferung – mit Theodor Herzl* zu korrespondieren. Gleichzeitig setzte er sich verstärkt für die zionistischen Ideen ein und nahm schon bald als Gast an den ersten zionistischen Kongressen teil. Zum in Basel stattfindenden 6. Zionistenkongress im Jahr 1903 wurde er als Delegierter gewählt. Als auf dem Kongress die Frage erörtert wurde, welches Land für die Heimat der Juden gewählt werden solle, schloss er sich Herzls Vorschlag an und stimmte für Uganda, änderte seine Meinung jedoch später zu Gunsten der Option Palästina.

Parallel zu seinem Engagement für den Zionismus arbeitete er betreut von Prof. Dr. Ernst Levy an dem

---

* JÜDISCHE MINIATUREN Band 6: »Theodor Herzl«

Abschluss seines Studiums. Möglicherweise hieß Levy als scharfer Antizionist Mamlocks Engagement nicht gut, und es kam schließlich zu einem Zerwürfnis, da Isidor im März des Jahres 1903 die Universität verließ, um nach Rostock zu gehen. Welche genauen Gründe ihn aber bewegt haben mochten, Straßburg zu verlassen, lässt sich nicht mehr sagen. Auch im Universitätsarchiv finden sich keine Hinweise. Des Abbruchs ungeachtet nahm er hervorragende Zeugnisse mit. Wie schon all seine Lehrer und Arbeitgeber zuvor, bescheinigten ihm Professoren des Instituts für »Hygiene und Bakteriologie« in der Straßburger Spitalwallstraße, an allen bakteriologischen Arbeiten mit großem Fleiß teilgenommen zu haben.

Der Pharmazeut

Am »Großherzoglich Mecklenburg-Schwerinischen Ministerium« Rostock legte er im Juli 1903 die notwendigen Prüfungen vor der großherzoglichen Prüfungskommission ab und erhielt die Urkunde zur »Befähigung zur chemisch-technischen Untersuchung und Beurteilung von Nahrungsmitteln und Genußmitteln«, das heißt die Bescheinigung als Lebensmittelchemiker.

Wieder zurück in Berlin, erwarb Isidor am 29. Dezember 1904 die »Görlitzer Apotheke« in Kreuzberg an der Ecke Görlitzer Straße 48 und Falkensteinstraße 13, direkt am Görlitzer Bahnhof. Die Apotheke hatte zuvor längere Zeit dem Apotheker Paul Potyka gehört, der zugleich der Gründer der Apotheke war. Apotheken konnten zur Zeit von Isidor Mamlock nicht frei gegründet werden, der preußische Staat regulierte ihre Anzahl nicht proportional zu dem Bevölkerungswachstum. Ein Pharmazeut musste außer dem Interesse der öffentlichen Sicherheit folgend nicht nur einen Qualifikationsnachweis erbringen, sondern zur Gründung seiner Apotheke eine persönliche Gewerbeberechtigung besitzen. In der Verwaltungssprache bürgerte sich dafür der Begriff »Konzession« ein. Diese Konzessionen traten an die Stelle der vorher Apothekern verliehenen verschiedenen Arten von Privilegien. Die 24 zuvor in Berlin verliehenen Privilegien wurden aber nicht ungültig, sondern bestanden parallel, nebst je einem in Charlottenburg, Köpenick und Spandau verliehenen Privileg, weiter.

Konzessionen wurden von den zuständigen Polizeibehörden ausgestellt und waren zunächst lediglich an die Person des Apothekers gebunden, der sie erworben hatte. Wenn dieser aufhörte, sein Geschäft zu betreiben, erlosch sie und musste bei einer Neugrün-

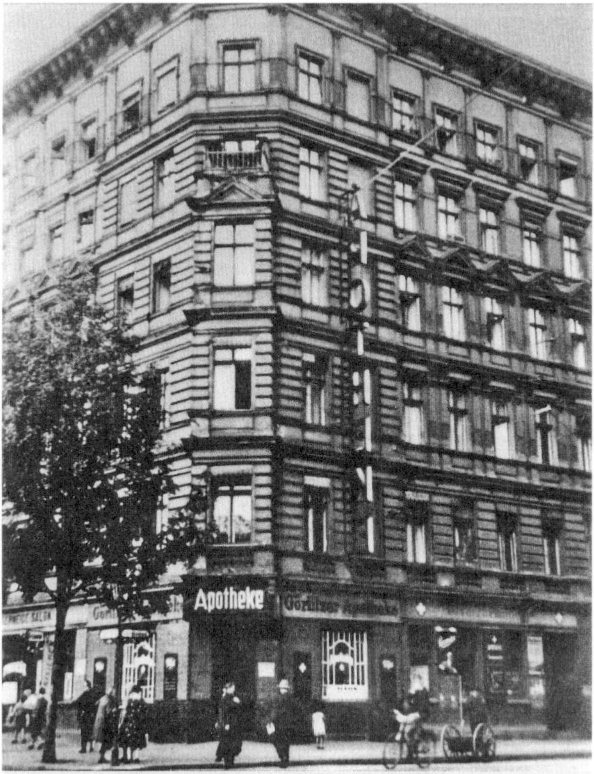

Görlitzer Apotheke

Fabrik chem.-pharmaceut. Präparate

Apotheker J. MAMLOCK
staatl. approb. Nahrungsmittel-Chemiker.

Fernsprecher:
Amt IV, No. 7543

Görlitzerstrasse 48
Ecke Falkensteinstr.

BERLIN

11.6.03

30/6/11,4

Untersuchung
von
Nahrungs-Genussmitteln und
Gebrauchs-Gegenständen.

Wein-Analysen
gemäss dem neuen Weingesetz.

Brauerei-Analysen

Chemisches Laboratorium
von
Dr. DANNENBERG & Apoth. MAMLOCK

Strassburg i. E. d. 11. Juni 1903.

Import Pharmaceutische u. Chemische Export

Produkte.

Apotheker J. Mamlock

Staatlich approb. Nahrungsmittel-Chemiker.

Deutsche Priestley-Gesellschaft m. b. H.

Export-Abteilung

Telephon: Amt Lützow 8157

Telegramm-Adresse: Priestley Berlin

Bank-Konto:
Darmstädter und Nationalbank
Potsdamer Strasse 122a

BERLIN W35, den 8.2.23 192
Potsdamer Strasse 118

Herrn

Eugen Mamlock,

Stationen seines beruflichen Werdeganges

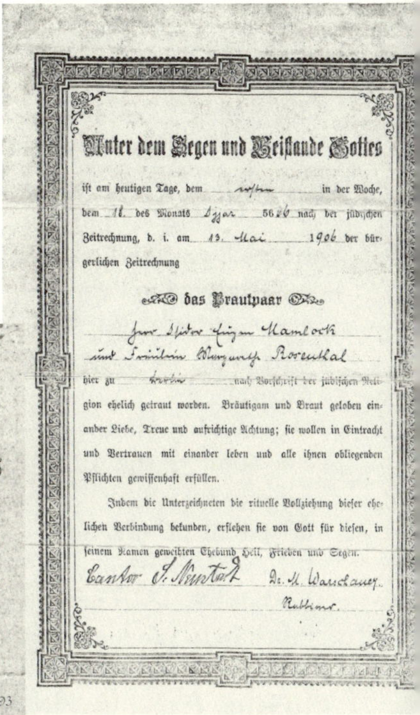
Unter dem Segen und Beistande Gottes

ist am heutigen Tage, dem ersten in der Woche, dem 18. des Monats Ijjar 5666 nach der jüdischen Zeitrechnung, d. i. am 13. Mai 1906 der bürgerlichen Zeitrechnung

das Brautpaar

Herr Isidor Eugen Mamlock
und Fräulein Margarethe Rosenthal

hier zu Berlin nach Vorschrift der jüdischen Religion ehelich getraut worden. Bräutigam und Braut geloben einander Liebe, Treue und aufrichtige Achtung; sie wollen in Eintracht und Vertrauen mit einander leben und alle ihnen obliegenden Pflichten gewissenhaft erfüllen.

Indem die Unterzeichneten die rituelle Vollziehung dieser ehelichen Verbindung bekunden, erflehen sie von Gott für diesen, in seinem Namen geweihten Ehebund Heil, Frieden und Segen.

Cantor S. Neustadt Dr. M. Warschauer
Rabbiner.

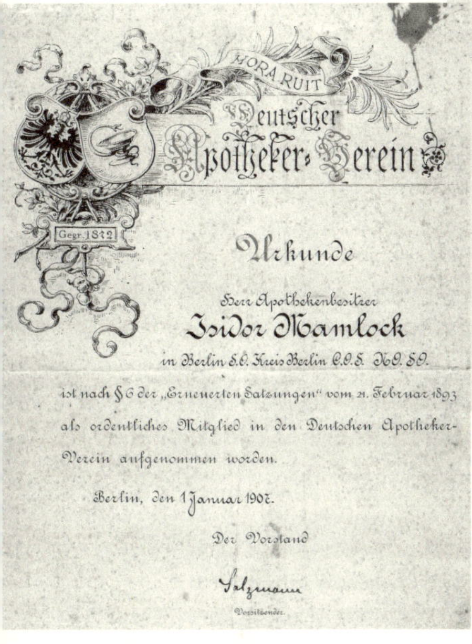
HORA RUIT

Deutscher Apotheker-Verein

Gegr. 1872

Urkunde

Herr Apothekenbesitzer
Isidor Mamlock
in Berlin S.O. Kreis Berlin C.O.S. No. SO.

ist nach § 6 der „Erneuerten Satzungen" vom 21. Februar 1893 als ordentliches Mitglied in den Deutschen Apotheker-Verein aufgenommen worden.

Berlin, den 1 Januar 1907.

Der Vorstand

Salzmann
Vorsitzender.

dung erneut erworben werden. Ab 1827 dehnte man die Vorschriften der Apothekerordnung zu Gunsten der Hinterbliebenen eines privilegierten Apothekers auch auf die eines konzessionierten aus, das heißt, die Apotheke konnte auf dessen Erben übergehen. Als jedoch konzessionierte Apotheker begannen, ihre Geschäfte ohne Erlaubnis der Behörde zu verkaufen, unternahm die Regierung den erfolglosen Versuch, an einer unverkäuflichen Konzession festzuhalten. Sie wies 1842 die Provinzregierungen an, zukünftig die Auswahl des Apothekennachfolgers nicht mehr dem abgebenden Apotheker oder dessen Erben zu überlassen, sondern die Auswahl selbst vorzunehmen. Diese Einschränkung der sogenannten Dispositionsbefugnis der nicht privilegierten Apotheker führte zu erheblichen Nachteilen, die mit der königlichen Order vom 5. Oktober 1846 bzw. dem Rund-Erlass vom 21. Oktober 1846 wieder beseitigt wurden.

So kehrte man schon in der Mitte des 19. Jahrhunderts zu einer Praxis von 1842 zurück: Es entstanden die »Realkonzessionen«, die verkäuflich waren. Wollte ein Pharmazeut seine Apotheke verkaufen, präsentierte er den Behörden im Zuge des »Präsentationsrechtes« einen entsprechenden Rechtsnachfolger, der von ihm die Konzession übernahm. Dem gegenüber standen die privilegierten Apotheker, deren Privilegien ver-

erbbar waren und die das Recht hatten, ihre Nachfolger selber zu suchen. Weil einige Besitzer ihre neu konzessionierten Apotheken allerdings schon kurze Zeit nach der Eröffnung an andere Apotheker teurer verkauften, sollte die besonders in Berlin zu beobachtende, gewinnsüchtige rasche Verwertung unterbunden werden. Mit dem Erlass wurde angeordnet, dass seit der Eröffnung der Apotheke mindestens zehn Jahre vergangen sein mussten, bis das Recht der »Nachfolgepräsentation« galt.
Die letzte Realkonzession wurde in Berlin am 4. Oktober 1894 vergeben. Zu diesem Zeitpunkt gab es in Berlin 24 privilegierte und 118 realkonzessionierte Apotheken. Danach führte der Minister für Unterrichts- und Medicinal-Angelegenheiten sogenannte »Personalkonzessionen« ein. Apothekern war es nun nicht mehr gestattet, einen Nachfolger für ihre Apotheke zu suchen und den Behörden zu präsentieren. Die neu erteilten Konzessionen waren unverkäuflich und nicht vererbbar. Bei einem Ausscheiden eines Apothekers aus seinem Geschäft fiel die Konzession an die Behörden zurück und wartete auf eine neue Verleihung. Gleichzeitig stieg die Zahl der Konzessionsanwärter beträchtlich, was den Wert der Konzessionen stark steigen ließ. Der Preis einer Konzession betrug ungefähr 135.000 Mark. Von einer Überversorgung

der Berliner Bevölkerung mit Pharmazeuten konnte dennoch nicht die Rede sein. 1895 existierten in Berlin 146 Apotheken, was eine Versorgung von ungefähr 11 490 Einwohnern pro Apotheke bedeutete.
Bei den ersten jüdischen Pharmazeuten handelte es sich oftmals um Kaufmannssöhne, die mit der väterlichen oder schwiegerväterlichen finanziellen Unterstützung den Erwerb einer Konzession anstrebten. Isidor Mamlock gehörte zur ersten Generation der jüdischen Apothekenbesitzer, deren Geburtsjahre man um das Jahr 1880 datieren kann. Das Kapital für den Erwerb der Konzession und für das Wohn- und Geschäftshaus wurde ihm durch seine Eltern ermöglichst, die als Großgrundbesitzer und Restauratoren vermögend nach Berlin kamen. In den Jahren 1905–1906 wohnten auch seine Eltern, Jacob und Johanna Mamlock, in dem Haus, in dem er die Apotheke im Erdgeschoss betrieb.
Der Name Isidor Mamlocks erscheint erstmals im Berliner Adressbuch für das Jahr 1905. Folgender Eintrag verzeichnet ihn als Besitzer der »Görlitzer Apotheke«:
Mamlock, Isidor, Apotheker und staatl. Approb. Nahrungsmittel-Chemik., Görlitzer Apotheke und hyg. chem. Laborat. SO 33, Görlitzerstr. 48 (Hochbahnstat. Schles. Tor), (Tel. IV. 7543).

Im folgenden Jahr wird noch durch den Zusatz »Inh. Isidor Mamlock« präzisiert, dass ihm diese Apotheke gehört.
Der Pharmazeut begann erst zwei Jahre, nachdem er als Eigentümer der »Görlitzer Apotheke« im Grundbuch eingetragen war, die Räumlichkeiten durch einen Umbau seinen Bedürfnissen anzupassen. Seit dem Erwerb des Hauses im Jahre 1904 betrieb er die Apotheke bis dahin in den Räumen im übernommenen Zustand. Die Baugenehmigung für die Umbauarbeiten wurde ihm am 26. September 1906 erteilt, doch bis zum eigentlichen Beginn der Bauarbeiten verstrichen über drei Monate. In dieser Zeit wurden wahrscheinlich die neuen Grundrisse von dem Architekten und Maurermeister Ernst Scharnke angefertigt, der die Umbauarbeiten auch leitete. Mitte Januar 1907 war der Umbau abgeschlossen, doch anstatt die neu gestaltete Apotheke für das eigene Geschäft zu nutzen, gab er sie auf. Erst wenige Wochen zuvor war er dem »Deutschen Apotheker-Verein« beigetreten. Als neuer Eigentümer wurde der Apotheker H. Smyczynski eingetragen. Wohnhaft war Isidor Mamlock zu dieser Zeit in der Karlsruher Straße 3, im Bezirk Wilmersdorf.

Träume und Zukunftspläne

Eugen Isidor Mamlock verfolgte andere Pläne, als eine pharmazeutische Laufbahn in Berlin einzuschlagen. Am 13. Mai 1906 hatte er Margarete Judith Rosenthal geheiratet. Es amtierte bei der religiösen Trauung Rabbiner Dr. Malvin Warschauer. Die Feierlichkeiten waren stilvoll mit einem mehrgängigen Menü und klassischer Musik von Beethoven, Wagner, Verdi und Bizet begangen worden. Gertrud Levy verfasste zu Ehren der beiden jung Vermählten ein Gedicht, dessen humorvolle erste Strophe »Musiktoll ist Grete ganz fürchterlich, es gibt kein Konzert ohne sie« insbesondere der jungen Braut und ihrer Liebe zur Musik gewidmet war. Die zweite Strophe birgt jedoch nicht nur die Zukunftspläne des jungen Paares, sondern vor allem die des Bräutigams:

»Nur eines, das ist mir noch nicht ganz klar,
Was Gretelein dann wohl begänn,
Wenn´s ihrem Geliebten käm in den Sinn
Zu ziehen nach Jerusalem.
Denn wenngleich sie geturnt in Bar Kochbas Schaar
Hat mit Eifer und Freude einstmal,
darum ist Zionistin sie nicht etwa gar,
Nein, nur jüdisch-national.

Nun führet sie der Liebe Band
Doch sicher ins gelobte Land.«

Gertrud Levy war die Frau von Prof. Levy, der an der Universität Straßburg lehrte.
Isidor Mamlock hatte während seiner beruflichen Laufbahn als Pharmazeut seine Aktivitäten für den Zionismus zu keiner Zeit vernachlässigt. Die Autorin hat in dem humoristisch anmutenden Gedicht sehr bewusst die Sehnsucht Isidors nach einer Rückkehr in die Heimat der Vorväter formuliert. Im August des Jahres 1903 erhielt er von dem »Executiv-Comite der zionistischen Federation in Rumänien« die Benachrichtigung, dass er für den 6. Zionistischen Kongress als Delegierter gewählt worden war. Wie sich Jonathan Mamlock, Isidors Sohn, erinnern kann, war es damals üblich, dass sich nicht vermögende zionistische Föderationen an wirtschaftlich Stärkere wandten, um in ihrem Namen Delegierte entsenden zu können. In diesem Fall wandte man sich an das »Executiv-Comite« der Zionistischen Weltorganisation mit Sitz in Wien. So nahm Isidor Mamlock als Delegierter der rumänischen Förderation an dem 6. Kongress teil. Der Kongress tagte vom 23. bis zum 28. August in Basel und wurde feierlich von Dr. Theodor Herzl eröffnet. Zu seinen Tagungspunkten gehörten unter anderem Be-

richte der Ausschüsse, Diskussionen und Berichte über den Zionismus und die Wohltätigkeitsanstalten sowie über Nationalfonds und Kommissionen. Ein Gruppenfoto von 1903 zeigt Isidor Mamlock inmitten der Delegierten neben Theodor Herzl und dessen Mutter Jeanette Herzl (s. Seite 43 oben).

Wie ernsthaft Isidors Absichten nach Palästina auszuwandern zu diesem Zeitpunkt waren, ist ungewiss. Das Hochzeitsgedicht zeigt, dass der Pharmazeut zumindest mit dem Gedanken gespielt hatte, das Heilige Land zu besuchen und eventuell dort auch Fuß zu fassen. Erst zu Beginn des Jahres 1907 mehren sich allerdings die Hinweise auf seine baldige Ausreise, zu denen sehr wahrscheinlich auch die Aufgabe der »Görlitzer Apotheke« gehörte. Von Professor Otto Warburg, einem Angehörigen der »Kommission zur Erforschung Palästinas«, erhielt er im Juli einen Brief mit der Aufforderung, sich an einen Bekannten zu wenden. Der »*Überbringer, Herr Brisch, ist ein Kenner der Obstkultur und war (die) letzten Jahre im Orient. Er ist im Begriff, wieder nach Palästina zu gehen und würde bereit sein, Ihnen bezüglich einer dort befindlichen Conserven- und Praeservenfabrik (Nahrungsmittelkonservenfabrik) alle näheren Details zu geben, resp. drüben zu verschaffen.*« Der Hinweis der Fabrik vermittelt den Eindruck, Isidor Mamlock habe nicht

nur vorgehabt, sich und seine Frau nach dem zionistischen Ideal von der Landwirtschaft zu ernähren, sondern auch weiterhin als Nahrungsmittelchemiker tätig zu sein. Isidor Mamlock nahm vom 14. bis zum 20. August 1907 an dem 8. Zionistischen Kongress in Den Haag als Delegierter teil. Wahrscheinlich unternahm Isidor Mamlock aber im Jahr 1907 seine erste Reise in das damals noch zum Osmanischen Reich gehörende Palästina.
Die heutige Stadt Tel Aviv in der Nähe von Jaffa wurde erst 1909 gegründet. In der gesamten Zeit zwischen 1907 und 1914 wohnte er bei einem Freund in Neve Zedek in dessen Haus zur Miete, der einzigen Ortschaft nahe Jaffa, in der Juden wohnten, da diese Region damals ausschließlich von arabischer Bevölkerung besiedelt war. Er verließ Palästina 1914 wegen eines Einberufungsbefehls aus Deutschland. Sämtliche Aktivitäten, wie der Besuch von zionistischen Kongressen sowie berufliche und familiäre Verpflichtungen, erledigte er zuvor von Palästina aus. Bedauerlicherweise sind für diese erste Palästinareise keine Belege mehr erhalten geblieben, doch hat sie sich in den Erinnerungen der Familie gehalten.
Im Jahr 1908 führte der Pharmazeut mit einem Partner ein kleines, chemisches Laboratorium in Wilmersdorf, am Kurfürstendamm 137, von dem

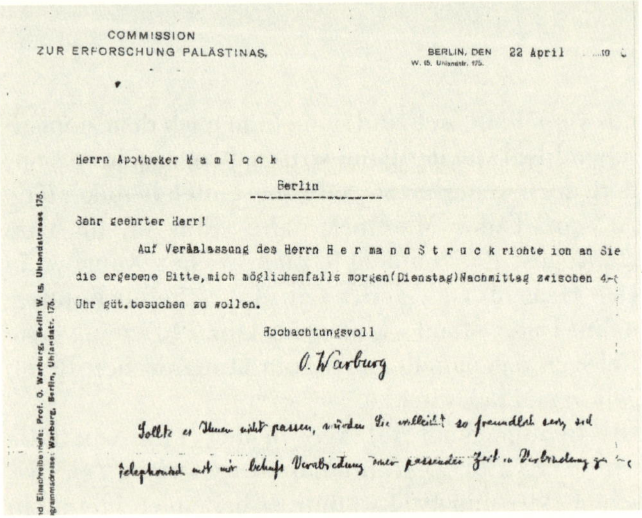
COMMISSION
ZUR ERFORSCHUNG PALÄSTINAS.

BERLIN, DEN 22 April ....19 .
W. 15. Uhlandstr. 175.

Herrn Apotheker M a m l o c k

Berlin

Sehr geehrter Herr!

Auf Veranlassung des Herrn H e r m a n n S t r u c k richte ich an Sie die ergebene Bitte, mich möglichenfalls morgen (Dienstag) Nachmittag zwischen 4-6 Uhr güt. besuchen zu wollen.

Hochachtungsvoll

O. Warburg

Sollte es Ihnen nicht passen, würden Sie vielleicht so freundlich sein, sich telephonisch mit mir behufs Verabredung einer passenden Zeit in Verbindung zu setzen

Und Einschreibebriefe: Prof. O. Warburg, Berlin W. 15, Uhlandstrasse 175.
Telegrammadresse: Warburg, Berlin, Uhlandstr. 175.

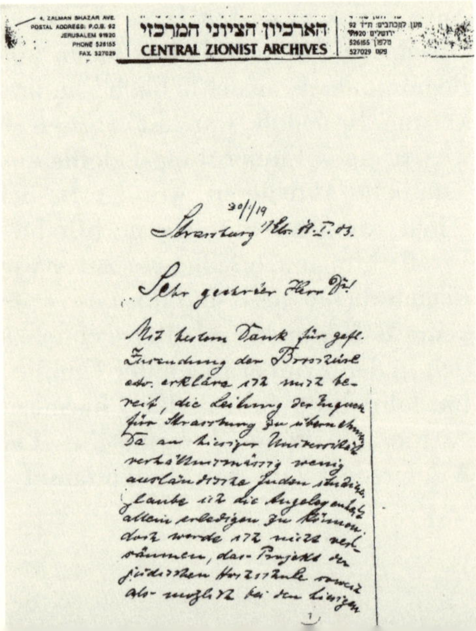
4, ZALMAN SHAZAR AVE.
POSTAL ADDRESS: P.O.B. 92
JERUSALEM 91920
PHONE 526155
FAX 527029

הארכיון הציוני המרכזי
CENTRAL ZIONIST ARCHIVES

מען למכתבים: ת״ד 92
ירושלים 91920
טלפון 526155
פקס 527029

30/1/19

Strassburg i/Els. 18.I.03.

Sehr geehrter Herr Dr!

Mit bestem Dank für gefl. Zusendung der Broschüre etc. erkläre ich mich bereit, die Leitung der Enquete für Strassburg zu übernehmen. Da an hiesiger Universität verhältnismässig wenig ausländische Juden studieren, glaube ich die Angelegenheit allein erledigen zu können, doch werde ich nicht verfehlen, das Projekt der jüdischen Hochschule soweit als möglich bei den hiesigen

Brief von Isidor Mamloxk an Chaim Weizmann, Kopie aus den Central Zionist Archives

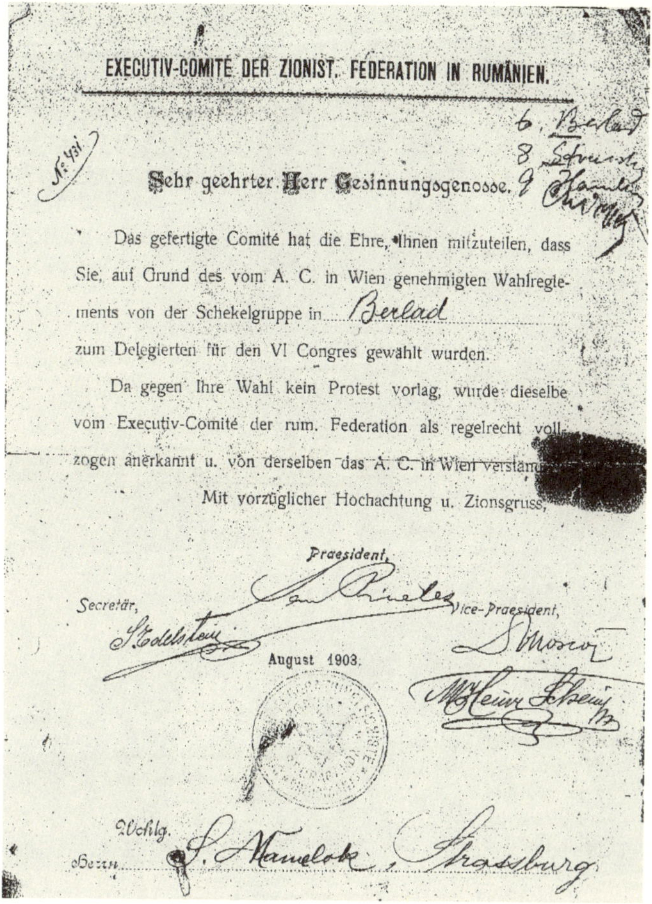

EXECUTIV-COMITÉ DER ZIONIST. FEDERATION IN RUMÄNIEN.

No. 431

6. Berlad

Sehr geehrter Herr Gesinnungsgenosse.

Das gefertigte Comité hat die Ehre, Ihnen mitzuteilen, dass Sie, auf Grund des vom A. C. in Wien genehmigten Wahlreglements von der Schekelgruppe in Berlad zum Delegierten für den VI Congres gewählt wurden.

Da gegen Ihre Wahl kein Protest vorlag, wurde dieselbe vom Executiv-Comité der rum. Federation als regelrecht vollzogen anerkannt u. von derselben das A. C. in Wien verstän[illegible]

Mit vorzüglicher Hochachtung u. Zionsgruss,

Praesident,

Secretär,

S. Edelstein

Vice-Praesident,

August 1903.

Wohlg.

Herrn S. Mamelok, Strassburg.

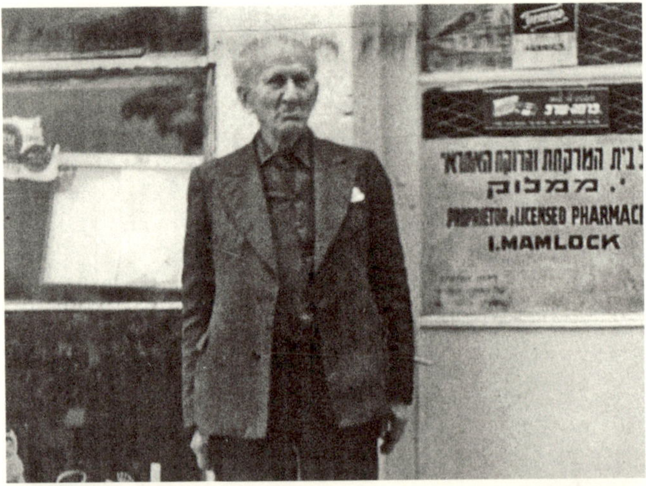

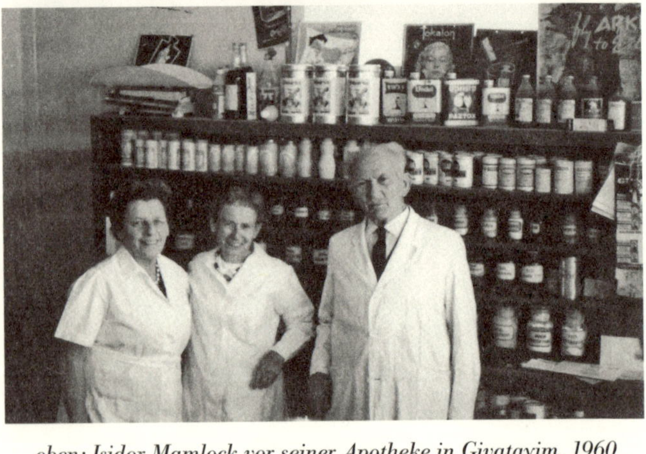

oben: Isidor Mamlock vor seiner Apotheke in Givatayim, 1960
unten: Isidor Mamlock mit seiner Frau Miriam (li.)
und einer Angestellten 1965 in seiner Apotheke in Givatayim

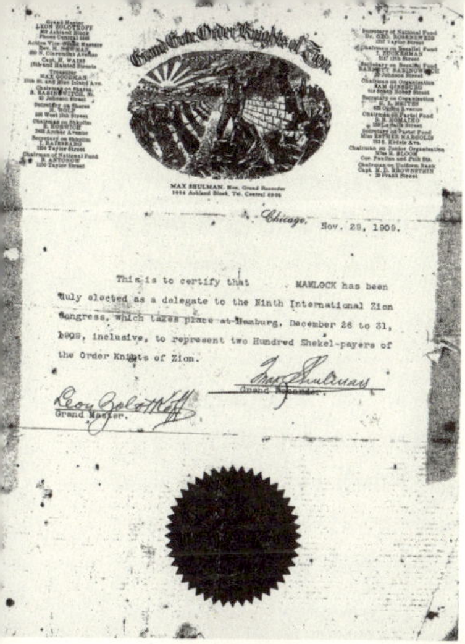

Grand Gate Order Knights of Zion

MAX SHULMAN, Hon. Grand Recorder

Chicago, Nov. 29, 1909.

This is to certify that MAMLOCK has been duly elected as a delegate to the Ninth International Zion Congress, which takes place at Hamburg, December 26 to 31, 1909, inclusive, to represent two Hundred Shekel-payers of the Order Knights of Zion.

Max Shulman
Grand Recorder.

Leon Zolotkoff
Grand Master.

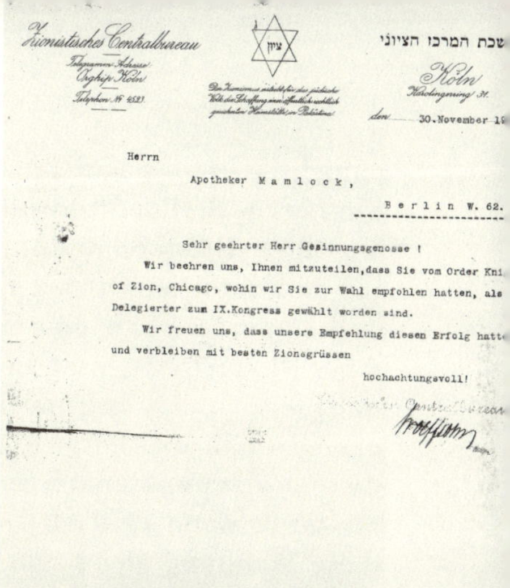

Zionistisches Centralbureau
Telegramm-Adresse Orghip Köln
Telephon № 4523

ציון

Der Zionismus erstrebt für das jüdische Volk die Schaffung einer öffentlich-rechtlich gesicherten Heimstätte in Palästina

שכת המרכז הציוני
Köln
Karolingerring 31.

den 30.November 19

Herrn

Apotheker M a m l o c k ,

B e r l i n W. 62.

Sehr geehrter Herr Gesinnungsgenosse !

Wir beehren uns, Ihnen mitzuteilen,dass Sie vom Order Kni of Zion, Chicago, wohin wir Sie zur Wahl empfohlen hatten, als Delegierter zum IX.Kongress gewählt worden sind.

Wir freuen uns, dass unsere Empfehlung diesen Erfolg hatt und verbleiben mit besten Zionsgrüssen

hochachtungsvoll!

Zionistisches Centralbureau
Wolffsohn

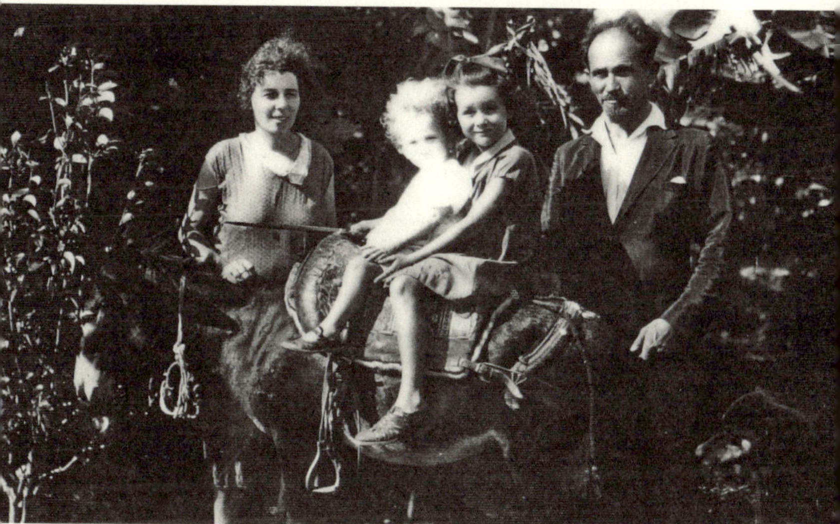

Miriam, Jonathan, Rivka, Isidor Mamlock, 1931

jedoch keine Zeugnisse außer einem schlichten Eintrag im Berliner Adressbuch existieren. Lediglich ein alter Briefkopf gibt noch Zeugnis über das Laboratorium im Ortsteil Halensee, das im Export- und Importgeschäft pharmazeutischer und chemischer Produkte tätig war. Leider ist der Bogen jedoch undatiert, so dass es gänzlich ungewiss ist, wie lange das Geschäft existierte. Isidor Mamlock wohnte zu diesem Zeitpunkt noch immer in der Karlsruher Straße 3, wenn er nach Deutschland kam, da sich diese Wohnung gleich um die Ecke des Laboratoriums am Kürfürstendamm 137 befand.

Isidor Mamlock gelang es während seiner ersten Periode in Palästina nicht, nach seinen bereits erwähnten Vorstellungen Fuß zu fassen. Das lag insbesondere in der damaligen Infrastruktur begründet, da Wassermangel und fehlender Strom schwerlich zu einer erfolgreichen Landwirtschaft und somit zur ausreichenden Ernährung der Familie führen konnten. 1909 kehrte er zwischenzeitlich zurück nach Berlin und setzte sich weiter für den Zionismus ein. Vom 26. bis zum 30. Dezember 1909 nahm er erneut als Delegierter auf dem 9. Zionistischen Kongress im Den Haag teil. Im Jahr 1910 wird er wieder im Verzeichnis der wahlfähigen Mitglieder der jüdischen Gemeinde zu Berlin geführt, obwohl es sonst keine Zeugnisse über seine Rückkehr nach Deutschland gibt. Diesem Verzeichnis nach wohnte er nun in der Potsdamer Straße 118, wo er zumindest bis zum Jahr 1913 blieb. Sein Name ist erst im Jahr 1915 wieder im Berliner Adressbuch als wohnhaft in der Heinrichstraße 25, in Berlin-Schlachtensee, eingetragen. Hier lebte er allerdings nur ein Jahr, ab 1916 wohnte er dann durchgehend bis zu seiner endgültigen Ausreise im Jahr 1921 in der Schützstraße 45 in Berlin- Zehlendorf.

Über die nächsten Jahre seines Lebens gibt es nur sehr wenige Zeugnisse. Am 6. Februar 1913 wurde Isidors Ehe mit Margarete Rosenthal geschieden. Wie das Hochzeitsgedicht schalkhaft aufzeigen wollte, war Margarete eindeutig keine Zionistin und hatte wahrscheinlich nur bedingt Verständnis für das Engagement ihres Mannes. Das Paar hatte einen Sohn, Theodor Wolfgang, der später Karriere als Konzertviolinist in Israel und den USA machte. Er wurde am 28. Mai 1907 in Berlin geboren und ist am 28. April 1998 in New York verstorben.

Im März des Jahres 1914 erhielt Isidor als Oberapotheker der Landwehr den Einberufungsbefehl zum Militär. Hier diente er als Korpsstabsapotheker beim stellvertretenden Korpsarzt des Gardekorps in der damals preußischen Armee. Über seine Erlebnisse und Erfahrungen aus der Zeit beim Militär ist nichts Wesentliches bekannt. Überliefert ist jedoch, dass er sich während dieser Zeit ausschließlich in Berlin aufhielt und mit administrativen und logistischen Aufgaben in einem Führungsstab betraut war. Wo er genau seinen Dienstsitz hatte, ist nicht bekannt, da es in der Familie keine Zeugnisse mehr gibt, die darüber hätten Auskunft geben können.

Die Recherchen im Militärarchiv in Freiburg ergaben, dass die Personalunterlagen der ehemals königlichen preussischen Armee durch Kriegseinwirkungen im Zweiten Weltkrieg vernichtet wurden. Erhalten geblieben sind lediglich die Krankenpapiere jener Soldaten, die damals in Lazarettbehandlung kamen. Auch hier konnte leider diesbezüglich nichts ermittelt werden.

Ab 1916 leitete er die »Deutsche Priestley-Gesellschaft«, eine kleine chemische Fabrik, die in der Herstellung und dem Vertrieb von Sauerstoffmitteln tätig war. Die Firma selber existierte schon einige Jahre, als Isidor sie als Leiter übernahm. Bis ins Jahr 1921 war er eingetragener Leiter der »Deutschen Priestley-Gesellschaft«, danach verließ er die Firma. Das letzte Zeugnis von ihm in Berlin bildet ein Eintrag in das Berliner Adressbuch im Jahr 1924.

Hechaluz und Hachschara

Nach dem Ende des Ersten Weltkrieges verbrachte Isidor Mamlock einen Großteil seiner Zeit mit den Vorbereitungen seiner Auswanderung nach Palästina. Stark von der Idee des Zionismus begeistert, setzte er hierbei einen Teil seiner Kraft für die Gewinnung von Menschen ein, um sie von der Notwendigkeit der Auswanderung nach Palästina zu überzeugen. Er konzentrierte sich dabei vermutlich in erster Linie auf die ehemaligen jüdischen Soldaten und deren Familien, die ihm aus seiner Militärzeit bekannt waren. Er arbeitete dabei von einem Berliner Büro aus, allerdings ist nicht mehr mit Sicherheit zu sagen, wo es sich befand. Da Isidor Mamlock schon 1921 nach Palästina ausgewandert war, ist heute nur zu vermuten, dass er möglicherweise Aufnahme in der Zionistischen Vereinigung in der Meinekestraße 10 fand, um seine Tätigkeit auszuüben. Es ist aber auch möglich, dass sich sein Büro unter dem Dach der Zionistischen Vereinigung, Centralbureau, in Berlin W66, Mauerstraße 2 befand.

Der Hechaluz (hebräisch, »Der Pionier«) in Berlin wurde erst im Jahr 1922 gegründet und bezog ab 1924 ein eigenes Büro in der Meinekestraße 24 in Berlin-Charlottenburg. Das Haus Nummer 10 war bereits seit

1904 der Sitz der Zionistischen Vereinigung in Deutschland (ZVfD), deren erster Präsident nach Theodor Herzl Max Isidor Bodenheimer war. Leider sind jedoch aufgrund der langen Zeit und der Zerstörungen im Zweiten Weltkrieg nur noch sehr wenige Unterlagen über die Organisation des Hechaluz vor 1933 bzw. aus der Zeit zwischen 1918–1922 zu finden, um meine Vermutung zu bestätigen.

Die Organisation des Hechaluz wurde von jungen Zionisten 1917 in Russland und Polen gegründet. Ihr Ziel war es, »*sich nach entsprechender Ausbildung in die Reihen der gewerkschaftlich organisierten jüdischen Arbeiterschaft in Palästina einzugliedern. Sie erstrebten die Schaffung einer gerechten Gesellschafts- und Wirtschaftsordnung – getragen von produktiver Selbstarbeit – ohne Ausbeuter und Ausgebeutete*«. So beschrieb Perez Leshem, ein Mitbegründer des deutschen Hechaluz, die Aktivisten der ersten Jahre.

Einige Jahrzehnte nach seiner eigenen Auswanderung und nach der Gründung des Staates Israel arbeite Perez Leshem von 1965–1967 als israelischer Generalkonsul in Bonn.

Zur körperlichen und geistigen Vorbereitung auf die Auswanderung (hebräisch: »Hachschara«) schuf der Hechaluz kollektive Ausbildungsstätten. Dort versuchten die jungen Menschen, ihr Leben auf die

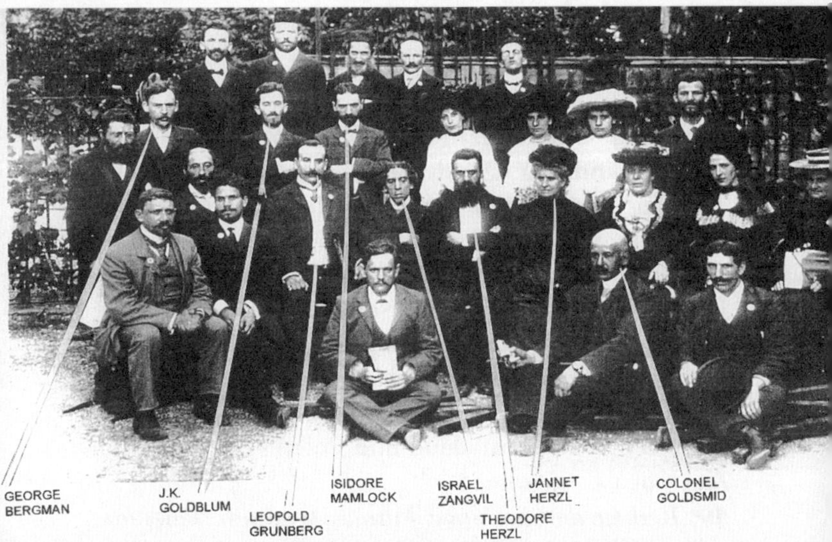

DER 6 ZIONISTENKONGRESS IN BASEL 1903 - HERZL MIT KONGRESS DELEGIERTEN

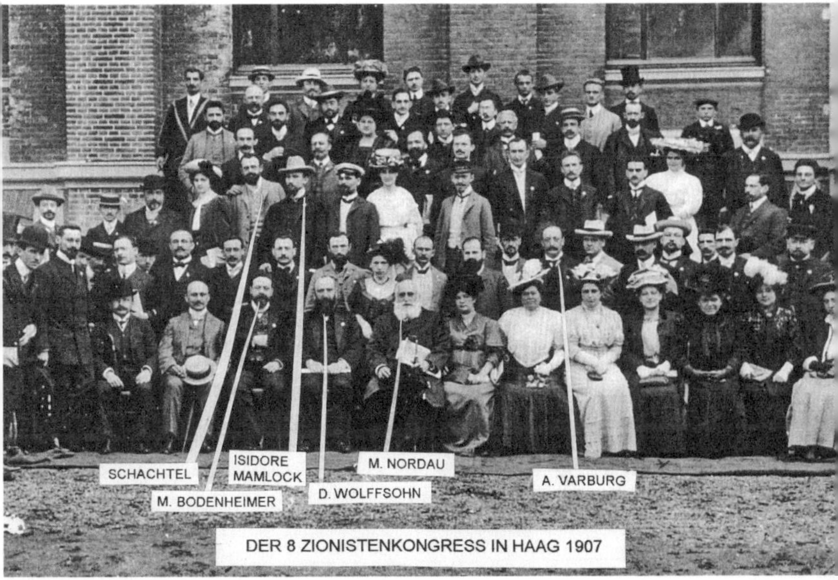

DER 8 ZIONISTENKONGRESS IN HAAG 1907

Verhältnisse im damaligen Palästina einzustellen. Zu ihrem Programm gehörte harte Arbeit im Handwerk oder in der Landwirtschaft, das gemeinschaftliche Leben in der Gruppe, das Erlernen der hebräischen Sprache sowie das Studium der jüdischen Religion. Dieser gesamte Prozess, der oft eine radikale Veränderung der eigenen Lebensperspektive bewirkte, wurde im Hechaluz als Hachschara bezeichnet.

Palästina

1921 unternahm Isidor Mamlock einen weiteren, nun endgültigen Versuch, nach Palästina auszuwandern, das in der Zwischenzeit britisches Mandatsgebiet geworden war. Sein Sohn Theodor Wolfgang folgte ihm wenig später. Die polizeiliche Abmeldung aus Berlin erfolgte am 15. Februar 1921 und wurde am 1. November 1922 bestätigt.
1921 lernte Isidor Mamlock Miriam Appenzeller kennen und heiratete sie noch im selben Jahr. Aus der Ehe gingen die Kinder Jonathan und Rivka hervor.
Die Gesundheitsversorgung im britischen Mandatsgebiet Palästina war kaum ausgeprägt, als die ersten deutschsprachigen Pharmazeuten in das Land kamen. Im jüdischen Sektor hatte sie sich aber so gut entwickelt, dass sogar die arabische Bevölkerung daran par-

tizipierte und viele Kranke aus benachbarten Ländern die Hilfe der jüdischen Ärzte in Anspruch nahmen. Isidor Mamlock arbeitete anfangs in der Stadtapotheke in Petach Tikva (hebr., »Tor der Hoffnung«), der ältesten und größten jüdischen Kolonie Palästinas, die nordöstlich von Jaffa liegt. In dieser Zeit seiner Rückkehr wohnte er wieder in Neve Zedek, bis er 1924 mit seiner Familie endgültig in die 1922 gegründete Arbeitersiedlung »Schchunath-Borochow« zog. Er war einer der ersten deutsch-jüdischen Apotheker in Palästina und gehörte zu den Pionieren der israelischen Pharmazie.

Das Leben in Petach Tikva war schwer. Noch im Sommer des Jahres 1880 kam es wegen der Nähe der Siedlung zu dem Fluss Jarkon zu einer viele Todesopfer fordernden Malariaseuche. Im Winter überschwemmte der Fluss die Häuser und im folgenden Sommer griff die Malariaseuche erneut um sich. Die Siedlung wurde von den Siedlern bis zum zweiten Siedlungsversuch einige Jahre später verlassen. Erst nach acht Jahren trauten sich die meisten Siedler, wieder nach Petach Tikva zurück zu kommen.

Die Landwirtschaft erfuhr indessen erst einen Aufschwung, als die flussnahen Sümpfe trocken gelegt und vermehrt Zitrusbäume angepflanzt wurden. Der Anbau rentierte sich – wenige Jahre später bildete

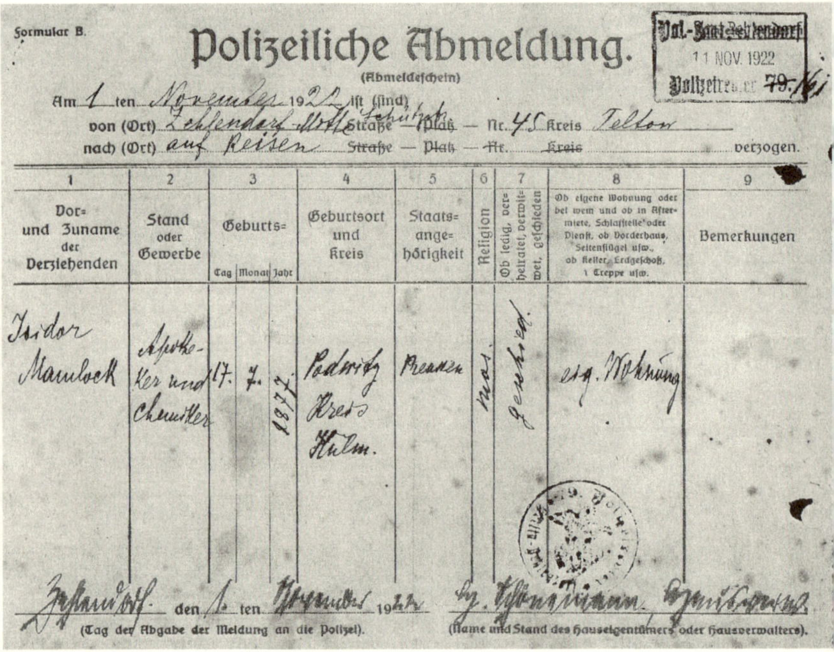
Formular B.

Polizeiliche Abmeldung.

(Abmeldeschein)

11 NOV. 1922

Am 1 ten November 1922 ist (sind)
von (Ort) Zehlendorf-Mitte Straße Schützenstr. — Platz — Nr. 45 Kreis Teltow
nach (Ort) auf Reisen Straße — Platz — Nr. Kreis verzogen.

1	2	3			4	5	6	7	8	9
Vor- und Zuname der Verziehenden	Stand oder Gewerbe	Geburts- Tag	Monat	Jahr	Geburtsort und Kreis	Staatsangehörigkeit	Religion	Ob ledig, verheiratet, verwitwet, geschieden	Ob eigene Wohnung oder bei wem und ob in Aftermiete, Schlafstelle oder Dienst, ob Vorderhaus, Seitenflügel usw., ob Keller, Erdgeschoß, 1 Treppe usw.	Bemerkungen
Isidor Mamlock	Apotheker und Chemiker	17.	7.	1877	Podwitz Kreis Kulm.	Preußen	mos.	geschieden	eig. Wohnung	

Zehlendorf den 1. ten November 1922 [illegible]
(Tag der Abgabe der Meldung an die Polizei). (Name und Stand des Hauseigentümers oder Hausverwalters).

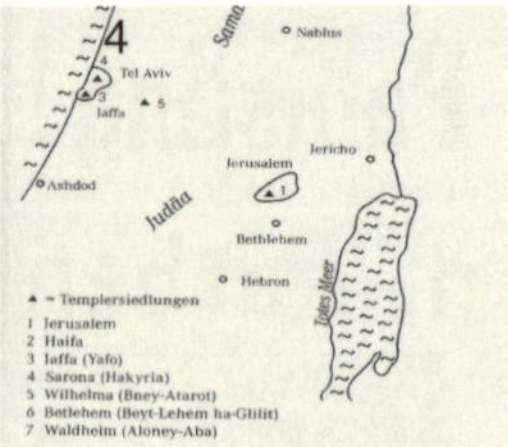

4 = Sarona bei Jaffa, Deutsche Apotheke

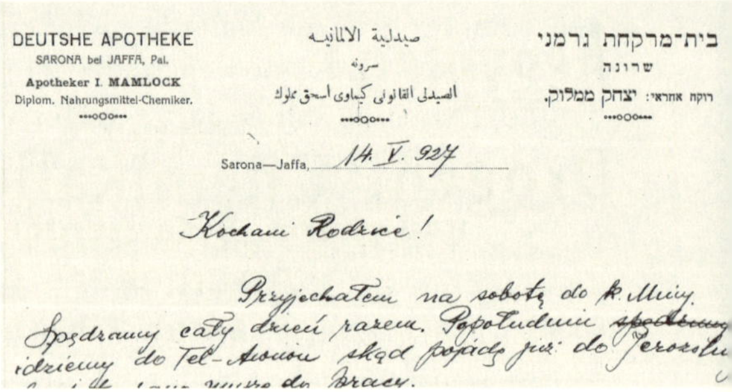
DEUTSHE APOTHEKE
SARONA bei JAFFA, Pal.
Apotheker I. MAMLOCK
Diplom. Nahrungsmittel-Chemiker.

صيدلية الالمانيه
سرونه
الصيدلي القانوني كيماوي اسحق مملوك

בית-מרקחת גרמני
שרונה
רוקח אחראי: יצחק ממלוק.

Sarona—Jaffa, 14. V. 927

Kochani Rodzice!

Przyjechałem na sobotę do K. Mici. Spędzamy cały dzień razem. Popołudniu [illegible] idziemy do Tel-Awiwu skąd pojadę już do Jerozolimy [illegible] do pracy.

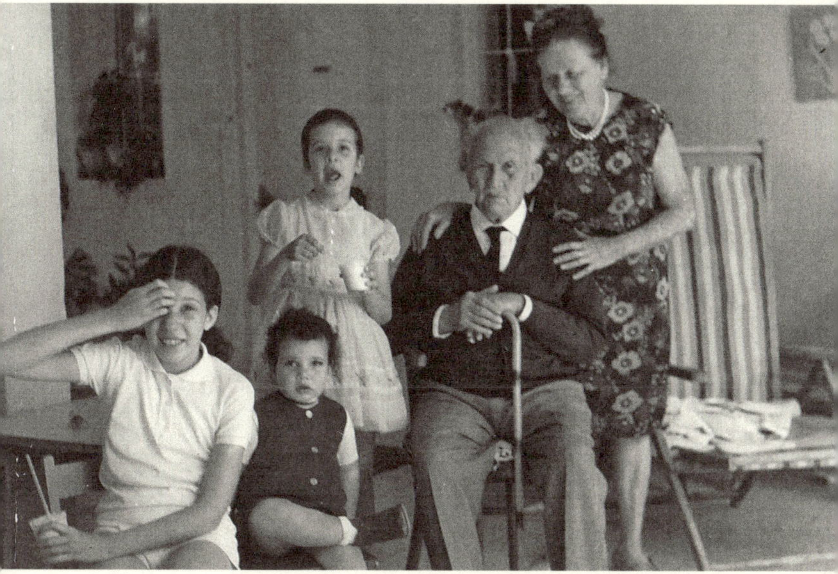

Isidor Mamlock mit seiner Frau Miriam und seinen Enkelkindern Millie, Shirley und Dana, ca. 1969

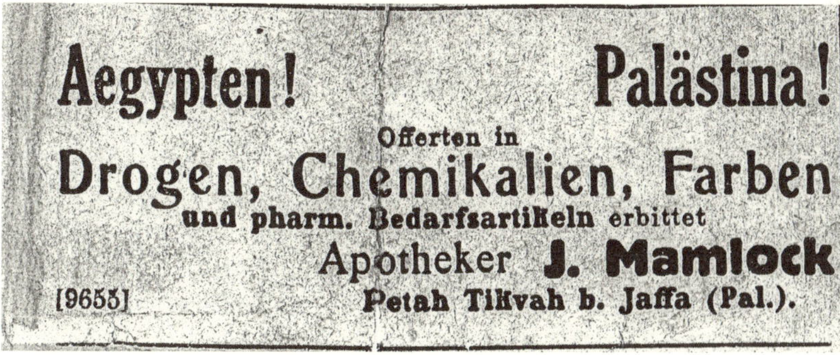

Aegypten! Palästina!

Offerten in

Drogen, Chemikalien, Farben

und pharm. Bedarfsartikeln erbittet

Apotheker **J. Mamlock**

[9655] Petah Tikvah b. Jaffa (Pal.).

Petach Tikva das Zentrum des jüdischen Orangenanbaus. Zusätzlich war die Kleinstadt für Wein, Milch, Getreide, Mandeln, Eukalyptus, Oliven und Honig bekannt. Wegen der zentralen Lage innerhalb des jüdischen Siedlungsgebietes zogen schließlich immer mehr Siedler nach Petach Tikva.
Als im Jahr 1922 die Arbeitersiedlung »Schchunath-Borochow« gegründet wurde (heute ein Stadtteil von Givatayim, östlich der Stadt Tel Aviv), erwarb er dort in der Hoffnung, endlich die zionistischen Ideale verwirklichen zu können, ein Grundstück, das er mit mehreren Interessenten gemeinschaftlich von Arabern gekauft hatte. Da er, wie viele der neuen Eigentümer, nach dem Erwerb des Grundstücks keine Mittel mehr zur Errichtung eines Wohnhauses hatte, übertrug er das Grundstück dem Keren Kayemeth Leisrael KKL (Jewish National Fund). Im Gegenzug erhielt er von diesen einen Pachtvertrag und die finanzielle Hilfe, ein Wohnhaus bauen zu können. Die Zeit der Pacht betrug 49 Jahre mit Option zur Verlängerung und wurde durch die Größe des Hauses bestimmt. Aufgrund der Wasserknappheit reichten die angebauten Erzeugnisse aber nicht aus, um seine Familie zu ernähren. Zumindest war es aber mit Hilfe vom Keren Kayemeth Leisrael KKL als Darlehensgeber möglich geworden, im Jahr 1924 mit der Familie auf dem

Grundstück ein eigenes Wohnhaus zu errichten und zu beziehen.
Die Pharmazie bot ein weiteres Mal einen beruflichen Ausweg. Er fand in der Apotheke des Krankenhauses in der deutschen Templerkolonie in Jaffa eine leitende Anstellung und bereits 1924 wurde er von den Vorstehern der deutschen Kolonie Sarona als Pächter einer eigenen Apotheke für die Bewohner der Siedlung engagiert, da er die deutsche Sprache beherrschte. So wurde der Berliner Jude Isidor Mamlock der Apotheker der christlichen Templer im Tel Aviver Stadtteil Sarona.
Die Templer waren schwäbische Pietisten, denen die protestantische Kirche nicht fromm genug war und die deswegen in der zweiten Hälfte des 19. Jahrhunderts als »reine Gemeinde« im Heiligen Land auf die unmittelbar bevorstehende Rückkehr des Messias warten wollten. »*Palästina war nur eine vernachlässigte ottomanische Provinz. Das Land hatte keinen ordentlichen Hafen, seine Wälder waren abgeholzt, seine Landwirtschaft war primitiv und es hatte mehr verfallene Ortschaften als bewohnbare*«, schreibt Alex Carmel. »*Es war ein Land, in dem sich keine Wagen bewegten, in dem es kein Hotel gab und keinen studierten Arzt.*« Die frommen Templer lebten in ihrer Zeit aber nicht nur in der Erwartung auf das Jenseits:

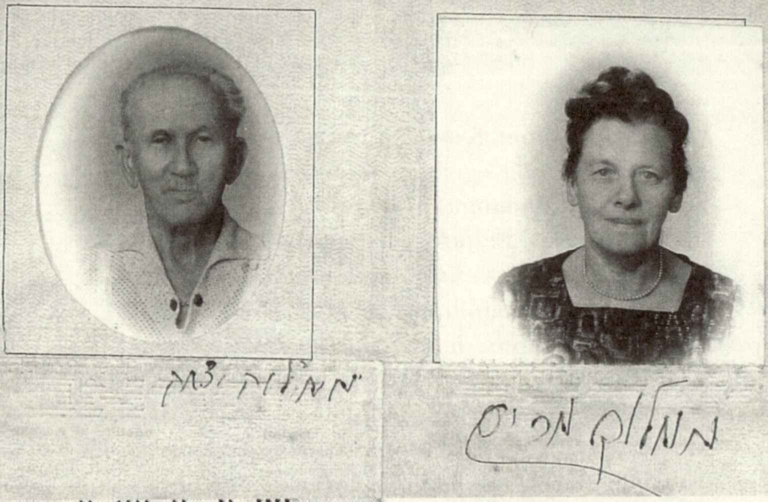

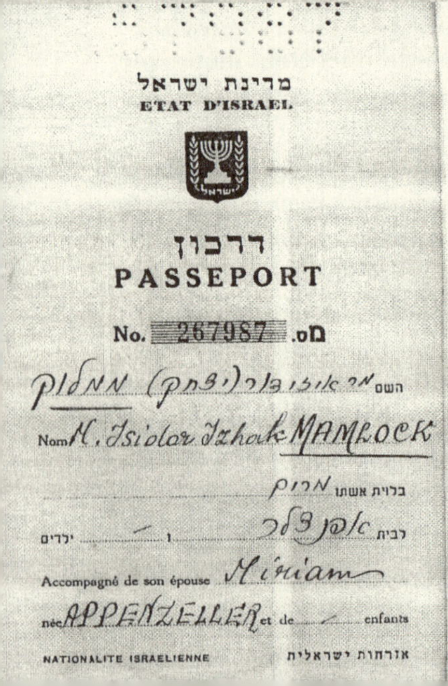

מדינת ישראל
ETAT D'ISRAEL

דרכון
PASSEPORT

No. 267987 .מס

השם מר איזידור (יצחק) ממלוק

Nom M. Isidor Izhak MAMLOCK

בלוית אשתו מרים

רבית אפנצלר ו ילדים

Accompagné de son épouse Miriam

née APPENZELLER et de enfants

NATIONALITE ISRAELIENNE אזרחות ישראלית

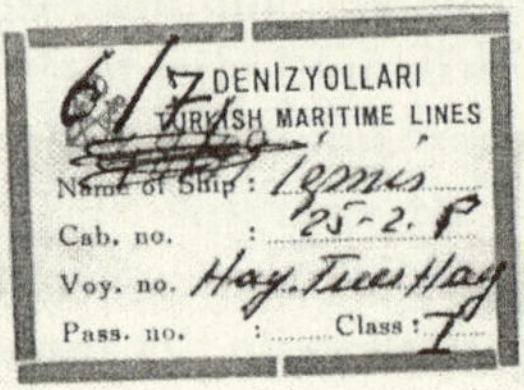

DENIZYOLLARI
TURKISH MARITIME LINES

Name of Ship : Iznir
Cab. no. : 25-2. P
Voy. no. Hay. Tuesday
Pass. no. : Class : I

Es war damals für eine Zeit üblich – allerdings dürfte es sich hier um ein Novum für Pässe handeln –, dass Ehepaare in einem Pass vereint dargestellt wurden. (Ausstellungsdatum: 23. 8. 1963)

In der deutschen Kolonie gab es einen Biergarten, eine überdachte Kegelbahn, eine Bäckerei sowie eine Konditorei und damit ein reges, normales Leben, wie sich Jonathan Mamlock, sein Sohn, erinnern kann.
Bereits wenige Jahre nach seiner Einwanderung stellte er in großem Maß Präparate aus Knoblauch her, die er unter anderem nach Deutschland exportierte. Knoblauch war damals als Heilmittel noch weitgehend unbekannt. Seine Knoblauchpillen entstanden folgendermaßen: frisch gepresster Knoblauchsaft wurde mit Stärke und Mentholöl zu einer Pillenmasse gerollt, die mit Süßholzpulver bestreut und anschließend mit Medizinischer Kohle und Gelatinepulver überzogen wurde. Dieses wie auch andere Rezepte schrieb er in einem überlieferten Rezept-Buch nieder, welches ihn bis nach Palästina begleitete. Das Buch ist noch heute im Besitz der Familie.
Isidor Mamlock ritt jeden Morgen in den 17 Jahren, in denen er in Sarona beschäftigt war, auf einem Esel zur Arbeit und kehrte auf demselben Weg abends zu seiner Familie zurück. Seine Frau Miriam leitete indessen einen kleinen Kindergarten und kümmerte sich um den eigenen Haushalt und die beiden Kinder, Rivka und Jonathan. Die Familie unterhielt einen Hausgarten und eine Kleinwirtschaft. Im Hausgarten wurden auch Heilpflanzen und Kräuter angebaut, da die

damalige Versorgung mit pharmazeutischen Essenzen und Stoffen noch nicht sehr gut organisiert war.
Schon bald sollte das Leben in Sarona jedoch noch schwieriger werden, da viele Templer deutsch-national eingestellt waren, was nach dem Ausbruch des Zweiten Weltkrieges zu unüberwindbaren Spannungen im Zusammenleben mit den Briten führte. Viele der Templer waren aufgrund der Heimatferne, Naivität oder auch Überzeugung Anhänger Hitlers geworden. An ihren Häusern wehte die Hakenkreuzfahne, viele besaßen ein Parteibuch der NSDAP und nach Kriegsende wurden in manchen Häusern sogar Naziuniformen gefunden. Schon bald wurden die Templer durch die Briten interniert und vor die Wahl gestellt, nach Australien oder später in das zerstörte Deutschland zurückzukehren. Eine Möglichkeit zur Rückkehr nach Palästina sollte es für sie nicht mehr geben. Zwischen den Internierungslagern durften sich nur sehr wenige frei bewegen, zu denen unter anderem Isidor Mamlock gehörte. Der Pharmazeut konnte sich als Apotheker aus humanitären Gründen frei zwischen seiner Wohn- und Arbeitsstätte bewegen. Sein Sohn Jonathan erinnert sich noch daran, dass sein Vater mehrfach von den Briten nach Tel Aviv gebeten wurde, da die Briten seine pharmazeutische Erfahrung und Beratung für ihren eigenen

Bedarf benötigten. Da er sich in dieser schwierigen Zeit ausschließlich auf seinen Beruf und seine humanitäre Aufgabe konzentrierte, war es ihm möglich, solche spannungsvollen Situationen zu überstehen, zumal er über ein hohes diplomatisches Geschick verfügte. Später berichtete er seiner Familie, dass die jüdische Bevölkerung ihn all die Jahre als getauft oder abtrünnig verdächtigt habe, während ihn hingegen die deutsche Bevölkerung als »jüdischen Spion« bezichtigt habe, woran sich Jonathan Jonathan, sein Sohn, noch lebhaft erinnern kann.
Kurze Zeit nach der Aufgabe der ersten Apotheke eröffnete Mamlock im Jahr 1944 eine eigene Apotheke in »Schchunath-Borochow«, die er bis zu seinem Tod 1970 leitete. Er war seinen Idealen gefolgt und hatte Deutschland in einer Zeit verlassen, als dazu noch keine Notwendigkeit bestanden und der Zionismus unter den deutschen Juden noch keine große Anhängerschaft gehabt hatte. Mit annähernd 93 Jahren verstarb er in seiner Wahlheimat Givatayim, Israel. Eine Traueranzeige seiner Familie bildet das letzte Zeugnis seines Lebens: »*In tiefer Trauer geben wir das Ableben unseres Familienoberhauptes, des Apothekers Jizchak (Isidor) Mamlock, im Alter von 93 Jahren, bekannt. Er war einer der zionistischen Vertreter in Israel und Abgeordneter bei den*

ersten Kongressen. Die Beerdigung findet heute, Donnerstag. 7. Mai 1970, vom Haus des Verstorbenen, Givatayim, Borochowstraße 12, auf dem Bezirksfriedhof Grenze Bat Jam – Cholon, statt«.

Der Mensch

Isidor Mamlock gehörte zu einer Generation, in der Heilen und Helfen Berufung war. Durch seine innere Verwurzelung, besonders mit den einfachen Menschen, war er Zeit seines Lebens immer für jeden ansprechbar. Es gibt noch heute bei den Älteren, wenn man sie in Givatayim auf Isidor Mamlock auf der Straße oder auf deutschsprachigen Veranstaltungen anspricht, spontan erzählte Begebenheiten, in denen er ihnen, egal zu welcher Tageszeit und unter welchen Umständen, geholfen hat. Wenn es vorkam, dass die Patienten wirklich mittellos waren, versorgte er sie kostenlos, was öfters vorkam. Auch machte er keine Unterschiede bei Nationalitäten und Religionszugehörigkeiten. Aus seinem Verständnis war es seine Pflicht, jedem Menschen zu helfen, der ihn darum bat. Somit genießt er noch heute bei denjenigen, die ihn kannten, ein ehrendes Andenken.

Die Familie

Das Verhältnis von Isidor Mamlock zu seiner Familie war durchaus nicht unproblematisch zumal die einzelnen Familienmitglieder gegensätzliche ideologische Auffassungen zum Zionismus in Deutschland und den damit verbundenen Zielsetzungen hatten. Fest steht, dass das Verhältnis zu seinen Eltern trotz der unterschiedlichen Ansichten als sehr gut bezeichnet werden kann. Mit dem Verhältnis zu seinen Geschwistern sah es hingegen wesentlich anders aus. Generell kann man sagen, dass das Verhältnis, so lange er sich in Berlin aufhielt, erträglich gewesen war. Schwierig wurde es, als er sich zunehmend für den Zionismus engagierte und somit den Schwerpunkt seiner sozialen Kontakte auf dieses Umfeld beschränkte. Seine Geschwister konnten den Enthusiasmus für die Idee des Zionismus aus ihrer assimilierten Sicht des Lebens als europäische Juden nicht nachvollziehen. Es bestand damals nach ihrer Meinung kein Bedarf für diese Ziele, da es ihnen in Deutschland gut ging. Daher war es ihnen gänzlich unverständlich, dass ihr Bruder Isidor – der aus einer vermögenden Familie stammte, einen guten Ruf besaß und mit Vermögen ausgestattet war – 1907 alles verkaufte und seinen gesellschaftlichen Stand sowie seine berufliche Reputation in Deutschland zu Gunsten der Option Palästina

aufgab. Durch dieses Unverständnis war das persönliche Verhältnis getrübt, der Kontakt beschränkte sich nur noch auf das Wesentliche.
Es ist interessant zu bemerken, dass keines der neun Geschwister ihm jemals nach Palästina gefolgt ist. Die unverständliche und ablehnende Haltung seiner Geschwister zu seinem Entschluss, sich für Palästina im Sinne des Zionismus entschieden zu haben, änderte sich mit den politischen Verhältnissen in Deutschland ab Mitte der dreißiger Jahre allerdings dramatisch. Es soll zu sehr schwierigen und verzweifelten Situationen gekommen sein. Erst Anfang 1940 wandten sich einige Geschwister mit der drängenden Bitte an ihn, dass sie mittels seiner Beziehungen von Deutschland nach Palästina auswandern könnten. Zu dieser Zeit verfügte er aber durch seine Familie, sein Wohnhaus und andere Verpflichtungen nicht mehr über die Geldmittel, die nötig gewesen wären, um eine solche Hilfe zu leisten. Die Tragik liegt darin, dass das Begehren und die Einsicht seiner Geschwister viel zu spät kam. Somit kam es zu den schicksalhaften Lebensläufen der einzelnen Familienmitgliedern, wie sie im Schlussabsatz kurz aufgeführt werden. Einige überlebende Kinder dieser Generation sind allerdings in späteren Jahren nach Israel ausgewandert und haben dort Familien gegründet.

Die Eltern

Die Eltern von Isidor Mamlock zogen 1906 von Podwitz nach Berlin und wohnten zuerst bei ihrem Sohn Isidor in der Görlitzer Straße 48 und von 1909 bis 1937 im Bayerischen Viertel in Berlin-Schöneberg. Die letzten Jahre verbrachten sie in dem von Alexander Beer* erbauten Altersheim der Jüdischen Gemeinde in dem Wilmersdorfer Ortsteil Schmargendorf, in der Berkaer Straße 32-35. Hier besuchten sie auch noch bis zum Schluss die in der Nähe liegende Synagoge in der Franzensbader Straße. Johanna Mamlock, geborene Itzig, verstarb am 26. März 1938. Ihr Mann, Jacob Mamlock, verstarb ein Jahr darauf am 26. Dezember 1939. Da beide Zeit ihres Lebens sehr gläubig waren, wurden sie auf dem jüdischen Friedhof in Berlin-Weißensee auf dem religiös-orthodoxen Teil beerdigt.

Die Lebenswege der neun Geschwister von Isidor Mamlock

Bis auf die Erstgeborene wurden alle Geschwister von Isidor, wie er selbst, in Podwitz, Kreis Culm/Westpreußen geboren und verließen ihren Geburtsort ebenfalls im Laufe der Jahre.

---

* JÜDISCHE MINIATUREN, Band 41 »Alexander Beer«

Bertha Mamlock wurde am 23. Februar 1876 in Kamin, Kreis Straßburg/Westpreußen geboren und starb am 18. Oktober 1932 in Breslau. Sie war mit dem Kaufmann Emil Pinkus aus Bromberg/Westpreußen verheiratet, der ebenfalls im Jahr 1932 verstarb. Beide lebten in Breslau und hatten einen Großhandel für Lederwaren. Sie belieferten die Hersteller von Konfektion mit Stoffen und Schneiderbedarfsartikeln und hatten vier Söhne. Während Paul Pinkus im Ersten Weltkrieg fiel, verstarb sein Bruder Max 1924 in Berlin. Hugo und Kurt Pinkus emigrierten nach Palästina und in die USA.

Louis Mamlock wurde am 18. August 1878 geboren. Er war mit Bertha Samuel aus Bonn am Rhein verheiratet. Er besaß ein Möbelgeschäft, während sie von Beruf Geigerin war. Das Ehepaar wurde im Jahr 1942 von Bonn nach Minsk/Weißrussland deportiert und dort in den Wäldern sofort nach ihrer Ankunft ermordet. Sie hatten drei Töchter, die in die USA auswandern konnten und so den Krieg überlebten.

Margarethe Mamlock wurde am 24. April 1881 geboren. Sie war mit Adolf Müller aus Berlin verheiratet. Sie besaß ein Geschäft für Porzellan sowie Geschirr. Kurz nach ihrer Scheidung emigrierte sie zunächst nach England und dann in die USA, wo sie in einem Warenhaus arbeitete. Am 5. Januar 1963 verstarb sie. Ihr Mann Adolf war Schneidermeister und arbeitete bei Isedor Jacobowitz in dessen Betrieb als Schneider. Er kam am 28. April 1944 im Lager Theresienstadt ums Leben. Das Ehepaar hatte zwei Töchter und zwei Söhne. Hilda und Rudi Müller verstarben in der Vorkriegszeit in Berlin, Herbert und Charlotte Müller emigrierten in die USA und nach England.

Martha Mamlock wurde am 5. April 1883 geboren. Sie war mit dem Schneidermeister Isedor Jacobowitz aus Berlin verheiratet. Sie besaßen in der Potsdamer Straße 12 in Berlin ein elegantes Herren- und Damenbekleidungsgeschäft mit Maßanfertigung. Ihr Mann Isedor verstarb 1940 infolge einer Operation in Berlin. Martha wurde am 1. November aus Berlin nach Lodz/Litzmannstadt deportiert. Laut einer Meldung der Ghettoverwaltung vom 14. Juli 1942 ist sie am 15. Mai 1942 »ausgesiedelt« worden. Tatsächlich wurde sie aber bereits, wie aus den heute vorliegenden Listen ersichtlich ist, nach wenigen Monaten am 9. Mai 1942 weiter vom Ghetto Lodz ins Vernichtungslager Kulmhof (Chełmno) deportiert und ist dort sofort ermordet worden. Sie hatten einen Sohn und eine Tochter, die beide nach Palermo (Italien) emigrierten und dort verstarben.

Albert Mamlock wurde am 27. 12. 1884 geboren. Er emigrierte von Berlin aus in die USA und heiratete dort Genvieve Friberg aus Minnesota. Sie hatten ein gut gehendes Möbelgeschäft. Er verstarb am 17. August 1938 in St. Paul, Minnesota, seine Frau im Jahr 1983 in St. Cloud, Minnesota. Sie hatten zwei Söhne und drei Töchter, die alle in Minnesota geboren wurden.

Julian Mamlock ist am 3. Juli 1887 in geboren. Er war mit Anna Marie Hübscher aus Berlin verheiratet. Er war Doktor der Zahnmedizin und hatte erst in Berlin von 1911–1916 und danach bis 1938 in Breslau eine gut gehende Zahnarztpraxis. Im selben Jahr wurde er von der Gestapo in Breslau verhaftet und im November in das KZ Buchenwald eingeliefert, aus dem es ihm gelang, im Dezember 1938 entlassen zu werden. Nach Berlin zu seinen Verwandten zurückgekehrt, musste er feststellen, dass sich die Lage der Juden inzwischen wesentlich verschlechtert hatte. Er versteckte sich in Berlin bei seinen Verwandten und Geschwistern und entschloss sich Ende Mai 1939, über England in die USA zu emigrieren. Er starb am 23. Juli 1981 in New York, seine Frau Anna Marie war schon im Jahr 1970 ebenfalls in New York verstorben. Sie hatten keine Kinder.

Gertrude Mamlock wurde am 22. Juni 1889 geboren. Sie war mit Bernhard Bukofzer aus Heinrichsdorf/Westpreußen verheiratet. Sie gründeten und betrieben seit 1911 in Berlin eine Blusenfabrikation in der Seydelstraße 8–9. Bis 1933 wohnten sie in Speyerer Straße 1 im Bayerischen Viertel in Schöneberg. Von hier aus emigrierten sie nach Amsterdam und gründeten mit anderen aus Berlin vertriebenen jüdischen Wäschefabrikanten in einem Bezirk einen ganzen Industriezweig. Gertrude wurde im Jahr 1943 in Amsterdam verhaftet, nach Auschwitz deportiert und wurde dort am 17. September 1943 ermordet. Bernhard Bukofzer verstarb am 13. Juni 1942 in Amsterdam. Das Ehepaar hatte einen Sohn, Henry, der in die USA emigrierte.

Else Mamlock wurde am 31. Dezember 1890 geboren. Sie heiratete Ludwig Flatauer aus Berlin, den Expedienten eines großen Berliner Versandhandels. Sie starb krankheitsbedingt am 30. März 1939 an einem Herzschlag und ist auf dem Jüdischen Friedhof Berlin-Weißensee beerdigt. Ihr Mann Ludwig kam seiner Verfolgung durch Auswanderung lt. Archiv des Auswärtigen Amtes am 15. Juni 1939 nach England zuvor, also bereits zehn Wochen nach dem Tod seiner Frau Else. Sie hatten eine Tochter,

Ilse, die nach Palästina aus zionistischen Gründen emigrierte.

Amanda Mamlock wurde am 28. Januar 1892 geboren. Sie heiratete den Kaufmann Simon Ploschitzky und zog mit ihm in das sächsische Annaberg, in die Buchholzer Straße 32. Unter dieser Adresse führten sie ein großes Warenhaus als GmbH, die lt. Handelsregisterauszug des AG Annaberg, Nr. 492, am 28. Agust 1930 aufgelöst wurde und am 22. März 1932 erloschen ist. Da sie aktiv im Unternehmen mitgearbeitet hatte, steht auf ihrem Totenschein die Berufsbezeichnung »Kaufmannsfrau«. Später zogen beide nach Chemnitz, wo sie am 26. September 1930 im Alter von 38 Jahren verstarb. 1930 gaben die Ärzte als Todesursache eine Herzschwäche und einen Darmverschluss an. Simon ließ die Leiche seiner Frau nach Berlin, zum Jüdischen Friedhof in Weißensee* überführen. Er selber zog in eine Wohnung am Kurfürstendamm, in die Nummer 155. Sechs Jahre nach dem Tod seiner Ehefrau nahm er sich am 21. Juli 1936 das Leben, man fand seine Leiche in der Havel. Er wurde neben seiner Frau auf dem Jüdischen Friedhof in Berlin-Weißensee beerdigt. Sie hatten keine Kinder.

---

* JÜDISCHE MINIATUREN, Band 38 »Ein Berliner Kulturdenkmal, der Jüdische Friedhof Weißensee«

Literatur

Darstellungen:

- Bein, Alex, Theodor Herzl, Wien 1974.
- Carmel, Alex, Die Siedlungen der württembergischen Templer in Palästina 1868–1918: ihre lokalpolitischen und internationalen Probleme, Stuttgart u.a. 2000.
- Dachs, Gisela, Das deutsche Dorf in Tel Aviv. Vor über hundert Jahren gründete die pietistische Templergesellschaft aus Württemberg die Siedlung Sarona. Jetzt werden die Häuser wieder hergerichtet, in: Die Zeit, hrsg. v. Wolfgang Blau, Jahrgang 62, Nr. 52, 19.12.2007, Hamburg 2007, S. 75.
- Friedrich, Christoph u. Müller-Jahncke, Wolf-Dieter: Von der Frühen Neuzeit bis zur Gegenwart, Reihe Geschichte der Pharmazie Band 2, hrsg. v. Rudolf Schmitz, Eschborn 2005.
- Herlitz, Georg u. Kirschner, Bruno (Hrsg.), Jüdisches Lexikon. Ein enzyklopädisches Handbuch des jüdischen Wissens in vier Bänden, Bd. III Ib – Ma, Berlin 1929.
- Heyde, Jürgen, Geschichte Polens, München 2006.
- Kistler, Petra, Gelobtes Ländle. Vor mehr als hundert Jahren gründete die württembergische Templergesellschaft die ersten Siedlungen im Nahen Osten, in: Badische Zeitung. Magazin, hrsg. v. Christian Hodeige, Jahrgang 51/52, Nr. 296, Ausgabe für Dezember, Freiburg 2007, S. 1–2.
- Laqueur, Walter, Der Weg zum Staat Israel. Geschichte des Zionismus, Wien 1972.
- Leimkugel, Frank, Wege jüdischer Apotheker. Emanzipation, Emigration und Restitution: Die Geschichte deutscher und österreichisch-ungarischer Pharmazeuten, Eschborn 1991.
- Leimkugel, Frank, Vertriebene Pharmazie. Wissenstransfer durch deutsche und österreichisch-ungarische Apotheker nach 1933, in: Veröffentlichungen der Internationalen Gesellschaft für Geschichte der Pharmazie e.V., Band 61, hrsg. Von Christoph Friedrich und Wolf-Dietrich Müller-Jahncke, Stuttgart 1999.
- Leimkugel, Frank, Die Pharmazie in Israel: ein Kapitel deutsch-jüdischer Geschichte, in: Pharmazeutische Zeitung (PZ), Nr. 36, 141. Jahrgang, 29. August 1996, S. 11–18.
- Petry, Erik, Ländliche Kolonisation in Palästina. Deutsche Juden und früher Zionismus am Ende des 19. Jahrhunderts, Reihe Jüdische Moderne, Band 2, Köln 2004.

- Reinhard, Friedhelm, Apotheken in Berlin. Von den Anfängen bis zur Niederlassungsfreiheit 1957, Eschborn 1998.
- Wahl, M. Ernst, Kommt Jesus aus einem schwäbischen Dorf? Israel entdeckt Wurzeln seiner Besiedlung, die nach Württemberg weisen, in: Evangelisches Gemeindeblatt für Württemberg, hrsg. v. Evangelischen Gesellschaft, Jahrgang 102, Nr. 51/52, Ausgabe für Dezember, Stuttgart 2007, S. 17–21.

Quellen:

Archiv des Friedhofs Weißensee; Archivum Panstwowe w Toruniu, Oddz. I, Dyrekcja – Plac Rapackiego 4, 87-100 Toruń, Polen; Bibliothèque Nationale et Universitaire de Strasbourg, 5 rue du Maréchal Joffe, BP 51029, 67070 Strasbourg Cedex, Frankreich; Deutsches Apotheken-Museum, Schlosshof 1, 69117 Heidelberg; Yad Chaim Weizmann Archiv, P.O.B. 26, Rehovot 76100, Israel; Landesarchiv Berlin, Eichborndamm 115–121, 13403 Berlin

Die Informationen des vorliegenden Buches beruhen zu einem großen Teil auf dem umfangreichen Nachlass von Isidor Mamlock sowie den Erinnerungen seiner unmittelbaren Nachfahren, hier insbesondere seines Sohnes Jonathan Mamlock und seiner Frau Judith.

Internetquellen:

http://www.jafi.org.il/education/100/german/places/Petach_Tikwah.html

Abbildungsnachweis

Archiv Mamlock; Courtesy of, Yad Weizmann, The Weizmann Archives, Rehovot, Israel

Michael Mamlock

geboren 1951 in Berlin. Kaufmann. Geschäftsführender Gesellschafter einer Unternehmensberatung- und Immobilienmanagementgesellschaft. Mehrjährige Erfahrungen und Aktivitäten im nationalen und internationalen Fundraising für verschiedene Projekte im Bereich von Non-Profit-Organisationen. – 2002–2004 Gründungsmitglied und Vorstandsvorsitzender des Fördervereins Jüdischer Friedhof Berlin-Weissensee e.V. – Mitwirkung im Jahr 2007 für die Eröffnung der Intervall-Ausstellung »Wir waren Nachbarn« am 28. 1. 2008 des Bezirksamtes Tempelhof-Schöneberg. Initiator: Haus am Kleistpark, Projektleiterin: Katharina Kaiser. Erstellung eines Albums über den Familienverbund und das einzelne Schicksal von 11 Familien der Familie Mamlock mit insgesamt 24 Personen, die von 1909–1942 im »Bayerischen Viertel« wohnten. – Seit Frühjahr 2008 Mitglied des Jüdischen Forums für Demokratie und gegen Antisemitismus (JFDA) der Jüdischen Gemeinde zu Berlin.